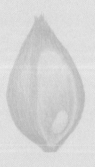

[神奇的小麥胚芽]

[神奇的小麥胚芽]

神奇的
小麥胚芽

吳棟 博士
吳煥 教授 ◎聯合編著

顧冠彬、吳憶、陳吉
彭群英、吳棟、吳煥 ◎參與編寫

晨星出版

作者序

　　現代人的飲食結構問題不少，除了食物本身的營養素因耕作時程、摘種方式、肥料添加等要素改變，造就營養素漸趨流失、質量大幅下降外，飲食攝取不均衡所導致的「營養素獲取不足」也是一大主因，而長期飲食不均衡的結果就是讓人生病。

　　我們是一個跨國的研究團隊，以研究和宣導營養醫學為主，重點是探求開發出有療效的食品，希望能對現代人易產生的健康問題與代謝綜合症等提供些許的幫助。在推廣和宣導吳楝博士所倡導的斯達布克（Starblocker）健康營養飲食法時，深感國人飲食不均衡問題的嚴重，尤其是早餐，營養結構問題不少！特別在牛奶相關爭議和知道白麵包的營養有缺失後，我們更加迫切能找到一種全面均衡的健康營養品。尋尋覓覓中，我們找到了小麥胚芽。

　　經過廣泛收集國內外資料，並進行深入的系列研究，終於證明小麥胚芽可謂是上蒼賜予人類最優質的全天然全營養食材。三年多來，我們推廣以小麥胚芽為主，並適當配合全麥麵粉與全穀米製品，以及其他的五穀雜糧作為早餐主食後，發現身體情況有了大幅度的改變，在此與讀者們一同分享：

1. 有效防止餐後血糖飆升，胰島素分泌趨於常態。
2. 不易產生饑餓感，還有隔餐效應，也就是到了中午也不覺得特別饑餓。

3. 亞油酸含量十足，幫助降低血清膽固醇濃度，預防動脈硬化。

4. 改善乾性皮膚與黑斑的問題。

5. 營養充足均衡。小麥胚芽提供了人體必須的優質蛋白、維生素 B_1、B_2、維生素E，以及鈣、鉀、鎂、鐵、鋅、鉻、硒、磷、錳、銅等多種礦物質和微量元素，可抗氧化、清除人體自由基，對健康保養與精神狀態的維持都有不錯效果。

　　小麥胚芽是一種很值得推廣應用的優質食材，在醫藥、食品工業等也展現了廣泛的應用前景。近一年，我們和台灣海洋大學與大自然生機公司合作開發小麥胚芽對微生物發酵工業的應用功效，證明小麥胚芽也是靈芝真菌的良好氮源之一，在靈芝液態和固態的培養中，若添加一定量的小麥胚芽，確實能使靈芝產量增加且質量更好。

　　三年前我們應中國保健食品雜誌社郭鐵杉社長的邀約，連續在該刊物上發表了十多篇有關小麥胚芽和代謝綜合症防治的文章，產生很大的迴響，不少讀者要求能集結出版，晨星出版社陳銘民社長和莊雅琦主編也積極推動促成此事，對來自各方的鼓勵和支持，在此一併致以由衷的感謝。

作者　2015年3月

作者序 —— *002*

Chapter 1

什麼是全營養食物

1-1 營養素種類與協同作用 —— *010*

1-2 東西方消化基因的差異 —— *013*

1-3 全食物和全營養 —— *015*

Chapter 2

飲食不均衡，就會生病

2-1 現代食物質量大幅下降 —— *022*

2-2 正常飲食已無法攝取足夠營養素 —— *025*

2-3 營養均衡的好幫手—小麥胚芽 —— *027*

Chapter 3

小麥的分類

3-1 小麥的品種 —— *038*

3-2 麥粒的結構 —— *042*

CONTENTS

3-3 小麥麩皮 —— *045*

3-4 小麥幼苗 —— *052*

Chapter 4

小麥胚芽的效用

4-1 小麥胚芽的臨床應用 —— *056*

全營養補給／養肝、防治退化性疾病／作糖尿病的輔助治療
預防心腦血管疾病／小麥胚芽降壓肽降壓／抗癌輔助治療
護髮和美容作用／提高孕育率／強化腸胃功能，防止便秘
小麥胚芽油的應用／小麥胚凝集素的應用

Chapter 5

小麥胚芽的主要營養

5-1 小麥胚蛋白是最優質蛋白 —— *068*

・蛋白質對人體的作用 —— *069*

・小麥胚蛋白營養No.1 —— *072*

・現代人多缺乏優質蛋白質 —— *074*

5-2 小麥胚芽富含天然維生素E —— *078*

· 維生素E家族 —— *078*

· 維生素E的生理功能 —— *081*

· 維生素E的臨床應用 —— *083*

美容美白／延緩衰老／預防老年失智症／預防感冒

治療非酒精性脂肪肝／預防嬰兒溶血性貧血

用於抗癌／用於抗氧化／清除瘢痕和纖維化

5-3 小麥胚芽降血脂的祕密：二十八碳醇 —— *090*

· 多效高效的天然脂肪醇 —— *090*

· 二十八碳醇的保健功能 —— *091*

調節血脂／增強體力、抗疲勞／改善心肌和心血管功能

抗胃潰瘍／保護肝臟／防治骨質疏鬆／提升免疫功能

調節運動神經／調節性激素平衡

5-4 抗氧化的重要成分：穀胱甘肽 —— *101*

· 穀胱甘肽家族 —— *101*

· 穀胱甘肽在體內的合成、分布和代謝 —— *103*

· 穀胱甘肽的生理活性 —— *105*

· 穀胱甘肽的臨床應用 —— *107*

延緩老化／抗炎症反應／改善消化系統功能

作為孕婦的營養補充／治療各種肝病

避免罹患感染性疾病／防治癌症／用於解毒

5-5　小麥胚黃酮的保健作用 —— *112*

・什麼是小麥胚黃酮 —— *112*

・小麥胚黃酮的保健作用 —— *113*

抗氧化／降脂／防止動脈粥樣硬化／

抑菌作用／護肝／抗癌

5-6　豐富多效的植物甾醇 —— *121*

・植物甾醇家族 —— *121*

・植物甾醇的分布和體內的代謝 —— *123*

・小麥胚芽含豐富的植物甾醇 —— *124*

・植物甾醇的生理功能 —— *125*

降血清膽固醇／抗動脈粥樣硬化／防治前列腺疾病／抗癌

抗炎／調節免疫／調節生長機能

5-7　小麥胚芽是含膽鹼最豐富的植物食材 —— *132*

・膽鹼是人體細胞膜的重要成分 —— *132*

・膽鹼的生理功能 —— *134*

．食物來源 —— *137*

．膽鹼缺乏症與臨床應用 —— *138*

　　防止脂肪肝／促進神經傳導／作甲基供體，促進代謝

　　控制膽固醇蓄積／防止老年記憶力衰退／排毒作用

5-8　小麥胚芽油是天然的健康好油 —— *140*

．小麥胚芽油的營養成分 —— *141*

．小麥胚芽油功效十足 —— *143*

．小麥胚芽油的臨床應用 —— *144*

　　延緩油脂氧化／用於美容潤膚／防治中老年疾病

．建議用法 —— *146*

附錄：

名稱	表示符號
公升	l、L
毫升	ml
加侖	gal
公斤	kg
公克	g、gm

名稱	表示符號
毫克	mg
微克	µg、mcg
公分	cm
毫米	mm
毫莫耳	mmol

什麼是全營養食物

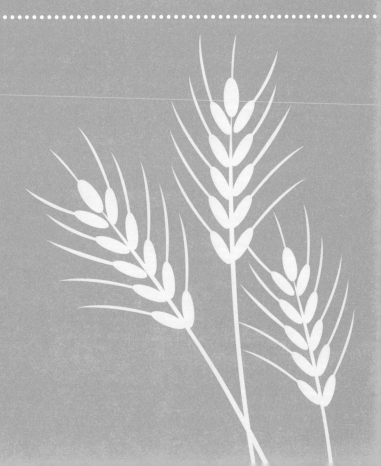

營養素種類與協同作用

　　食物是人類賴以生存、生長發育，並對各種身體損傷進行修復必不可少的原料。食物中的營養素經過許多複雜的生理生化反應，組成「人」這個生命有機體，人體新陳代謝循環與生長發育的過程中都需要足夠的營養素，來面對無時無刻都有可能會受到的各種內外不利因素損傷。

　　我們的身體生來就具有強大的修復能力，然而修復是否能順利進行卻取決於兩個條件，其一是人體各系統器官功能正常運作與否，其二就是是否有足夠優質的原料來幫助修復。這裡所說的原料指的就是食物中的營養素，我們五臟六腑的功能要持續正常運作，來源就是靠營養素的養護。

五十種人體必需營養素

　　據現代醫學研究顯示，人類必需的營養素目前約有以下分類，合計五十種：

一、**脂肪類：**亞油酸和亞麻酸。

二、**胺基酸類：**白胺酸、離胺酸、異白胺酸、蘇胺酸、色胺酸、

蛋胺酸、纈胺酸、苯丙胺酸、組胺酸。

三、礦物質類：鈣、鎂、磷、鉀、鈉、硫、鐵、鋅、銅、錳、鉻、硒、鈷、氟、硅、碘、鉬、釩、砷、鎳、錫。〈釩、砷、鎳、錫也被認為是必要的礦物質，但仍尚未得到研究確認。〉

四、維生素類：維生素A、B_1、B_2、B_3、B_5、B_6、B_{12}、葉酸、維生素H、C、D、E、K。

五、其他類：如碳水化合物、纖維、光、氧氣、水等。

但近年又有許多研究指出，除上述五十種必需營養素外，尚有一些植物營養素（phytonutrients）如酚類、萜類和某些含硫化物也是不可或缺的，它們的正常補給對人體日常的生理活動與健康維持有著重要的意義。

一直以來，人們在研究人體必要營養素時，常常只是研究單一營養素對人的作用，或單一營養素對人體生理生化反應的影響，如缺少會得到什麼疾病，補充後又會有什麼好處等等。

但在現代科學證明下，這種研究方法其實有很大的偏頗，原因是這**五十種必需營養素是密切相關、互相影響以及彼此協同作戰的整體，當它們群聚在一起時才能發揮團隊精神，多種營養素共同作用才能順利達成守護身體整體的任務。**

例如會引起貧血的營養素就有維生素B_6、B_{12}、葉酸、鐵、鋅和錳等多種，而鐵和鋅是相互影響的，這兩種元素常常一起缺乏，如果只補充鐵，反倒可能更加重鋅的缺乏。醫學研究已經證實，鋅是胎兒發育的關鍵營養物質之一，如果在懷孕期間過量補

鐵，會影響鋅的吸收，就有可能對胎兒造成嚴重的不良影響。

又如現代臨床研究已知維生素B_6對經前綜合症有緩解作用，但維生素B_6在體內只有轉變爲吡哆醛-5-磷酸鹽才能發揮作用，而這個轉化必須倚靠一種鋅的「酶」才能完成。因此如果身體缺鋅，服用再多的維生素B_6也將毫無效果。

色胺酸是人體八種必要胺基酸之一，它的含量雖然不高，但對健康的作用非常重要，缺乏這種胺基酸人類將無法生存，因爲它是我們DNA構建模組的組成分子之一，可幫助血清素和褪黑激素產生，對人的睡眠狀態和心情調適等均有重要作用。然而色胺酸在代謝過程中與碳水化合物、蛋白質、脂肪、維生素和微量元素等各類營養素之間有十分密切的關係。

正常情況下，色胺酸除了合成組織蛋白外，還會代謝生成5-羥色胺或菸鹼酸，如果人體缺乏維生素B_6和鎂，其代謝就會異常生成有毒的黃尿酸，而黃尿酸過多，會在四十八小時內使胰臟受損，不能分泌胰島素還會引發糖尿病。

營養素的抗氧化反應更有明顯的協同作用效果，單一的抗氧化營養素，往往效用不好且用量大；多種抗氧化營養素一起運作，不但協同能力會加強，使用量也會大大降低。如維生素C和維生素E合用、再加上穀胱甘肽，或是維生素C加路丁等，都會使療效倍增，發揮一加一大於二的效果。

新近研究還指出，幾種主要的抗氧化劑，例如穀胱甘肽、維生素C、維生素E、輔酶Q_{10}、硫辛酸等，會在人體內混合組成抗氧化劑網絡，互補互惠、群力作戰，因而能發揮更大的抗氧化和清除自由基功效。

1-2
東西方消化基因的差異

　　東西方人由於飲食習慣不同，長期進化和遺傳對食物的消化吸收能力也不一樣。例如西方以遊牧爲主的民族，和東方以農耕爲主的民族，他們對肉食和稻穀的消化和吸收就有很大的不同。

　　東方人長期以稻穀爲主食，果蔬等植物爲副食，因而進化到對碳水化合物及蔬菜水果有較好的消化和代謝能力，對肉類、脂肪等的消化代謝能力則較差。當過多的脂肪攝入以能量方式儲存於身體時，就會成爲導致肥胖的主因，這正好和西方人的代謝方式相反。

　　從基因的角度來看，東西方人的消化基因存在著明顯的差異，其腸道結構和功能也十分不同。人的腸道中有兩種特別的基因——**節約基因**和**調節基因**，它們在人體消化和吸收功能方面扮演著相當重要的角色。

　　中國人千百年來的飲食傳統是以穀物蔬菜爲主，自然對穀物有較好的消化代謝能力。過去由於生產力低下，食物的供應量不足，特別是脂肪蛋白質類的供應較少，節約基因因而充分發揮作用，當遇到脂肪蛋白質等高能量物質時，通通先保存起來，以備不時之需。而當碳水化合物攝取過多，身體用不了如此多的能量時，調節基因便會自動起動，來進行調度轉化。

這種對食物的處理模式經過代代相傳，進化形成東方人特有的消化基因，基因的形成非一日之寒，其退化和演變亦非三言兩語可以輕易改變，具有很大的保守性。目前我們所能做的只是**尊重它、適應它，並盡可能地讓它保持平衡。**

　　也就是說，正因為東西方消化基因上的差異，我們只能按照自己的消化基因特色，設計自己的飲食——以稻穀蔬果等植物食材為主，再搭配適當的葷食調節。如果忽視基因元素，一味攝取過多的葷食，必定會讓身體無法負荷而產生「食源性疾病」。

1-3 全食物和全營養

　　當今倖存的生物，都是經過幾千萬年淘汰的結果，牠們能延續性命存活至今，都有一整套適應環境、從環境中吸取營養、維繫生命和繁衍後代的本領，人類也不例外。

　　在科技不發達的時代，尚無法分離食物中的營養素，我們主要是靠著攝取整體食物（全食物）為獲取營養的形式來補充養分。然而，就算是全食物，也很難有一種食物能涵蓋人體五十種必要的營養素，因此，勢必必須攝取多種食物組合，才能獲得足夠的營養。從這個需求演變的結果，決定人必須是個雜食動物，基因進化也只能適應於由「雜食」共同建構而成的全營養食物。

　　食物的種類不同，所含營養成分的種類、數量和質量也不同。例如同是蛋白質食物，有的不但蛋白質含量豐富，而且八種必要胺基酸種類齊全，比例也符合人體需要，有的食物卻不具備如此營養；同樣是含有維生素C，卻有氧化型和還原型之分；同是維生素E，也有 α、β、γ、δ 等類型之別。

　　雖然沒有一種食物能包羅人體所需養分的全部營養，但是為了評估、比較和選擇食物的方便，仍然需要一個相對優劣的評估標準。

　　習慣上常將七大營養素中除了水以外的六大營養素，其含量

相對較均衡，且數量、質量優異並不含有害成分、易消化、來源取得較易的食物，稱爲全營養食物。過去稱得上是全營養食物的也只有爲數不多的幾種，例如雞蛋、牛奶（包括乳酪和優酪乳）、小麥胚芽、酵母粉和螺旋藻等。但近年來，牛奶及其製品備受爭議，雖然仍未見最後結論，但多數學者已傾向將其除名。

小麥胚芽是最好的全營養食物

我們通常所說的小麥胚芽，其實是一個不準確的命名，是糧食加工行業對小麥胚（小麥胚胎）的模糊稱謂。

在小麥加工生產的過程中，剝離小麥整體的，是整個小麥胚胎——包括盾片、胚芽鞘、胚芽、胚軸、胚根和胚根鞘等多個部位。**只有完整的小麥胚胎，才含有小麥粒的絕大部分營養與功能，而胚芽只是整體胚胎的一小部分，營養價值並不能和完整的小麥胚胎相提並論。**（作者按：因小麥胚芽的稱謂已經相當通俗且廣爲人知，因此沿用指稱小麥胚，特此說明。）

小麥胚芽是小麥加工成麵粉時分離而得，也是小麥營養成分最集中的部位。在少數幾種全營養食物中，小麥胚芽可說是光芒萬丈、備受青睞，因爲它除營養豐富、全面、均衡以外，和其他的動植物優質食材相比，還有如下特點：

1. 生產質量穩定

小麥是大宗大田糧食作物，耕作模式趨於穩定，生產質量影響因素較小，因而小麥胚芽的質量也相對穩定，不像其他動物來

源的肉、蛋、奶類，不穩定因素較多。大多數動物性養殖場在追求產量下，不惜使用能刺激產量的荷爾蒙、生長激素和抗生素等，雖確實使產量增加許多，但食物的質量與吃進身體時的安全度卻大大地下降了。

2. 不含有害物或不良成分

在食物的植物蛋白來源中，黃豆和小麥胚芽都屬於全蛋白的主要來源，它們不但蛋白質含量高，八種必要胺基酸齊全，而且比例也更接近人體需要，特別是離胺酸含量豐富，可彌補米飯和麵類主食的不足。

但和小麥胚芽相較，黃豆除了含有抑制蛋白的消化成分外，還含有較高量的嘌呤，有高尿酸傾向者並不宜攝取過多，而小麥胚芽則不含或含有較少這些有害或不良成分，營養組成成分更勝一籌。

3. 抗氧化組分多、質量好

目前已知「慢性炎症」是造成許多退化性疾病的主要病理基礎。由於現代人生活節奏快速，且環境污染日趨嚴重，導致自由基產生的頻率增多、氧化壓力倍增。同時，在不良飲食習慣下，抗氧化營養素的攝入更嚴重不足，使身體多個系統氧化損傷加劇，因而導致慢性炎症逐步形成，並長期遷延不癒，成為許多退化性疾病的禍根。

小麥胚芽含有豐富的抗氧化組分，不但有豐富的穀胱甘肽，還含有全能的維生素E、微量元素硒、多種生物黃酮等抗氧化成

分，這些營養元素的協同作用，能有效對抗氧化，以最經濟的形式清除自由基、降低氧化壓力作用。

4. 良好的降血脂作用

最近二、三十年來，由於科技進步、經濟發展，人們的餐桌越來越豐盛，葷食增多、飲食西化，與千萬年來形成的東方人的消化基因背道而弛，但我們的基因卻不能在短期內適應這種飲食上的改變，因而導致過胖（或隱性肥胖）人口大幅增加、慢性疾病纏身等問題。

代謝症候群中的高血脂、高血壓、高尿酸、糖尿病、肥胖、心腦血管疾病等，其根本原因是胰島素抵抗，最直接的原因就在於血脂代謝紊亂，出現醫學上所說的**B亞型血脂譜**，表現出如三酸甘油酯、低密度脂蛋白和極低密度脂蛋白升高，而高密度脂蛋白降低的症狀。

目前雖然有許多降血脂藥物被使用於臨床，如最具代表性的一線藥物「洛伐他汀」系列產品（由紅麴成分所提煉生產）等，藥物效果已受證實能在一定的範圍內降低三酸甘油酯和低密度脂蛋白，但它改善高密度脂蛋白的效果卻不顯著，同時還會降低輔酶Q_{10}的合成，而不利於心腦血管。此外，生產過程中還常因菌種優化不夠或生產工藝不優等，夾帶微量對肝腎有劇毒作用、並會致畸的橘黴素（citrinin）成分。

更嚴重的是，目前已發現**少數患者會引起橫紋肌溶解綜合症侯群，導致腎功能衰竭，甚至致死**的可能性（全球已出現一百多起死亡病例），因此在使用上不可不慎。

而小麥胚芽所含的二十八碳醇、植物甾醇，以及豐富的亞油酸和多種黃酮等組分，作為食物適當攝取，不但能在安全有效的範圍內發揮降血脂效果，確實降低體內的三酸甘油酯和低密度脂蛋白，並提升高密度脂蛋白，更重要的是小麥胚芽不像洛伐他汀一類的降血脂藥那樣副作用多，並有用量少、作用全面，安全又有確實療效的優點，既可治療已發生的高血脂疾病，作為平日預防效用更佳。

5. 色香俱佳、物美價廉

　　小麥胚芽、螺旋藻和酵母都是現今認為素食界裡最好的全營養食材，各有各的特點與偏好群眾。

　　螺旋藻中的蛋白質、維生素B群及微量元素、礦物質的含量都很豐富，營養價值很高。但生產螺旋藻必須具備較高的設備水準，專業性較強不易普及，因此相對的，在價位上也要比小麥胚芽和酵母高出許多，同時螺旋藻帶有一種草腥味，一般接受度與口感均不及小麥胚芽。酵母同屬優質高蛋白食材，維生素B群也相當豐富，但吃多會令人腹瀉，少數人還會引發過敏反應，生產過程也要有專業的發酵設備和專門技術，亦無法輕易普及化。

　　而小麥胚芽除了營養豐富、全面、優質外，沖泡後散發淡淡的誘人麥香並呈現討喜的奶黃色，沒有螺旋藻的草腥味或酵母的酵味，也沒有腹瀉等副作用，不僅物美價廉，且更因為接近傳統飲食形式和通俗的口味，廣為一般民眾所喜愛。

　　雖說小麥胚芽已是營養豐富且能預防各種退化性疾病的優質食物，但世上之物總難有十全十美，前面已提及沒有一種食材能

包羅人體所需要的五十種營養素，小麥胚芽自然也不例外，硬要找出它有何不足之處，就在於小麥胚芽維生素C成分較爲欠缺。

維生素C是植物抗氧化的主要成員之一。除了動物外，植物也會受到氧化壓力的威脅，而植物本身有強大合成維生素C的基因，因此能產生強大的抗氧化能量。但植物和人類不同，人類和貓狗也不同，貓狗可自行合成維生素C，人卻不行，人類合成維生素C的基因已經退化而轉化爲合成尿酸。

小麥胚芽是小麥的生長器官，也是小麥生命的根源，是小麥中營養價值最高的部分，既含有種子類食物的特性，具有極高活性，又含有芽胚類食物富含酵素的營養特點。在小麥的進化過程中，它的遺傳特徵已經過充分優化，所含成分也更適合其生長發育所需要，**小麥胚芽本身雖然不含維生素C，但在發芽的過程中，卻會利用自己的基因合成足量的維生素C。**

也就是說，小麥胚芽含有什麼營養是根據其自身需要設定的，而非根據人類的需求設定。因此，我們在攝取小麥胚芽時，就得根據個人的需要，適當搭配富含維生素C的青菜和水果，才能獲得更好的結果。

小麥胚芽的確是一種不可多得的全營養食品，它可用於各類人群，既是學生、幼童、女性、體弱多病者均衡補充營養、增強體質的滋補佳品，也是青壯年者健身防病的強力幫手，更是中老年人防治高血壓、高血脂、冠心病、糖尿病、脂肪肝、腸胃病、便秘等生活慢性病的最好選擇。難怪美國哈桑博士一再對其讚譽有加：「小麥胚芽含有豐富均衡、可對人類生長發育發揮關鍵作用的全效營養素，是高營養的天然食品，能讓您返老還童！」

飲食不均衡，就會生病

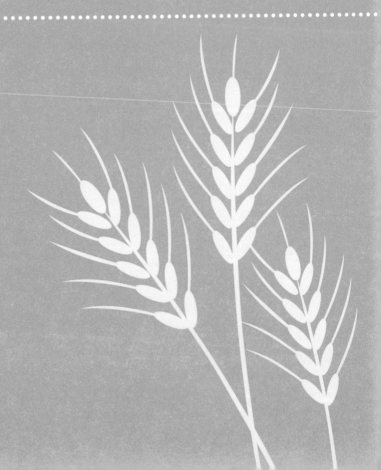

2-1
現代食物質量大幅下降

民以食爲天，而食以農爲先。以「石化農業」爲主導的現今，和傳統「生態農業」有著很大的不同，傳統的生態農業是以陽光、水和土壤爲基礎的農業，而現代的石化農業則是以化肥、農藥爲培育的基礎。

科學的進步爲現代農業提供了許多高效的化學肥料和殺蟲農藥，也提供了許多促進動物、植物生長的生長刺激素與荷爾蒙，因而使農牧飼養業的產量大幅增加，成爲業者增產的有力武器。但在重視產量、產值和市場效益的同時，許多畜牧、農產品外表雖然光鮮亮麗，但其質量與內在的營養素卻已大不如前，品質大幅下降。

美國農業部的研究報告指出，僅在1973～1977年間，美國生產的各色蔬菜中，所有單一營養的成分都急劇下降，例如花椰菜的鈣含量下降53%、維生素B_1下降35%、菸鹼酸下降29%……。對洋蔥、胡蘿蔔等許多蔬菜進行調查，也都有類似的結果。

其後又針對1950年和1999年三十九種蔬菜、三種瓜果的十三類主要營養成分進行綜合比較分析，結果發現：隨著水果蔬菜的產量大增，營養成分同步銳減。以馬鈴薯爲例，與五十年前相較，其中維生素A喪失100%、維生素C喪失57%、鐵元素喪失

28%、鈣元素喪失50%、維生素B$_2$喪失18%。日本對菠菜中維生素C的含量研究也顯示，1950年美100克 (g) 的菠菜含有150毫克 (mg) 維生素C，1963年降到100mg，1982年降到63mg，到了1994年更只剩下13mg。

飼養業的情況則更令人擔心。現代飼育雞、豬、牛等動物都採用集約式的大生產模式，亦即每一隻雞、一隻豬、一頭牛都是一個「生產單位」，牠們的身體是將廉價的飼料轉化為高價肉品、奶製品和蛋類等產品的「機器」。

現代動物育種技術，使得一頭美國乳牛的年平均產值在不到五十年間成長3.5倍，從原本665加侖 (gal) 左右的牛奶量，大幅增加為2320gal。1950年，一隻雞需要餵養七十天才能被賣到市場上，到了2000年，縮減為四十七天，而且只經過四十七天養成的雞，還比當年花七十天養成的雞大了三分之二⋯⋯。

改變家禽的自然飼養方式，將生產效率推到牠們「生命維持系統」所能承受的極限。如上述所說的肉雞，之所以在四十七天這麼早的飼育天數就被送去屠宰，是因為再拖一、兩個星期就會有更大批的雞隻死於心臟病！平均來說，一隻雞的自然壽命大約為五～八年，飼養天數四十七天（或者更低）還不到牠們自然壽命的四十分之一。

雞蛋的品質又是如何？以前的雞隻多採散養，活動自由且吃住環境人道，而現今的籠養雞待遇可不是如此！牠終其一生都被關在一個小籠子裡，前面是食槽，後面是下蛋的溝槽，就像是一個下蛋的機器，吃完飼料後就是生蛋。雞農們為了提高產蛋率，不讓雞隻接觸陽光日照，而是利用日光燈來調節雞隻的生理時鐘，開燈八

個小時，關燈八個小時，所以在籠養雞的世界裡，一天是十六個小時，如此飼養方式造就的雞蛋質量也就可想而知了。

同樣情形也發生在畜牧場養殖的豬隻身上。在二十世紀初期，飼養一頭豬到90公斤(kg)的屠宰重量，約需要十八個月，但是到了二十一世紀的今天，僅需要六個月左右就可以讓豬隻長成110～120kg。更可怕的是，全球豬隻從出生到屠宰前的死亡率約在20～30%之間，即每飼養四頭豬，就有一隻會提早死亡，而這些豬隻如果繼續飼養，死亡率更會繼續攀升。

此外，由於農藥、化學肥料和工業污染等，對糧食作物、蔬菜、水果品質已帶來巨大的不良影響。**大量使用抗生素、荷爾蒙對畜禽催肥、催蛋所造成的危害，以及各式化學添加劑、合成色素、調味劑、塑化劑、防腐劑的使用等，對人體健康、生理生化反應所造成的干擾，在在說明我們的飲食營養環境每況愈下，已經很難從正常的飲食中攝取足夠的營養素，**我們不能無視這些變化，死抱住老舊的條文規則不變，把幾十年前的檢測數據套用到今日的食品上。

除了農作物、畜產品的質量下降之外，通路業者為了減少貨品在運輸、儲存過程中外觀的變化，延續更長的上架時間，多要求生產者提前採收，再加上**食品加工業者為了迎合消費者重視「色、香、味」的訴求，而採取的許多不合理的手法，**也讓營養素的流失雪上加霜。

因此，該如何適當選用富含營養素的食物或額外補充什麼特定的營養成分以補足我們日常飲食之不足，成為真正眼睛雪亮的聰慧消費者，就是現代人不得不研究的課題了。

正常飲食已無法攝取足夠營養素

　　現代人飲食越來越不均衡，已很難從正常的飲食中獲得足夠的營養，也是導致許多慢性疾病肆虐的重要原因之一。

　　究其根源，來自多種不同面向。自生活水準大幅改善後，人們對「吃」這件事情上不再只著眼於溫飽，而多重於享受，食品業者為迎合這種潮流，善盡開發之責，把各種食品都做得「色、香、味、精、特」盡善盡美，只為求取銷售更佳的市場效益，反倒忽視其食物內含營養素的流失；農牧飼養業者片面追求高產，實行了許多不當的措施，致使農牧畜禽漁的品質大幅下降，加上人類對地球的過度開發，造成環境污染越來越嚴重，既對食品質量產生不好的影響，也使人對營養素的需求量大幅飆升，成為雙重傷害，也因此，我們越來越難以從日間正常的飲食中攝取到足夠營養素。

　　美國農業部（USDA）曾經對21,500人進行「每日營養攝取量」的調查，結果竟顯示沒有一個人可以完全經由正常飲食達到符合美國農業部所建議的每日最低營養素攝取量的要求。世界衛生組織（WHO）及美國食品藥品管理局（FDA），在2003年的綜

合研究報告中也指出以下論點：

1. 無論食用多少穀類、牛奶、雞蛋、蔬菜和水果，都無法供給人體所需要的全部營養素和八種必需胺基酸，同時人體本身也無法自行製造維生素、礦物質和必需胺基酸，所以需要按時補充。

2. 全球99%的人口，攝取礦物質的量都不足。人體所需的礦物質約有七十八種，一般人透過正常飲食無法攝取這麼大量。

3. 沒有人能夠百分之百攝取十種RDA（每日飲食營養攝取量）所建議的營養成分。

4. 美國農業部指出，有40%的人水果攝取量不足，20%的人蔬菜攝取量不足，體內嚴重缺乏纖維質、維生素和礦物質。

5. 我們日常食用的白米、白麵製品，有65～85%的鎂、鉻、錳、鋅等礦物質及維生素A、B、E等遭到破壞流失。

6. 冷凍肉類會使50～90%的維生素B群營養遭到破壞。

7. 有70%的慢性疾病和重大死因，是由於**營養不足**所致。

8. 每人每年平均吃進10磅（4公斤）的農藥、殺蟲劑和化學劑。

9. 疾病有80～90%是由於**體內自由基過量**所致。自由基會破壞細胞、擾亂蛋白質、脂肪、核酸的結構，造成DNA突變，引起慢性病、老化以及癌症的發生。

2-3

營養均衡的好幫手——
小麥胚芽

小麥是五穀之尊

　　小麥秋種冬長，春秀夏實，擷取一年四季平和精氣，是五穀中價值最高的主糧，因此被譽爲「五穀之尊」。小麥營養豐富，碳水化合物的含量與大米相近，但蛋白質的含量比大米高，每100g的小麥麵粉（標準粉）約含蛋

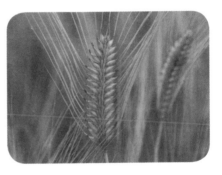

圖2-1　生長中的小麥穗

白質9.9g、脂肪1.8g、碳水化合物74.6g，主要爲澱粉及少量的糊精和其他低分子糖類。另含粗纖維約2g，以及豐富的礦物質，其中鈣38mg、磷268mg、鐵4.2mg，尚有多種維生素B群，如硫胺素0.46mg、核黃素0.06mg、尼克酸2.5mg等。不過小麥在蛋白質的組成中，離胺酸的含量較大米少約5%，是其稍微不足之處。**一般食用，建議可以與離胺酸含量高的蕎麥或大豆配用，或外加離胺酸**

強化處理。

有研究指出，在麵粉中加入0.4%的離胺酸和0.25%的苯丙胺酸，其營養價值即與牛奶相似。因米麵等穀物都較缺少離胺酸此種營養素，因此，若在這些穀物中加入1g的離胺酸，約相當於加入10g可利用的蛋白質。

此外，小麥麩皮含有的蛋白質比胚乳高，而小麥胚胎所含的量更高，所以**食用含有小麥麩皮和胚胎含量較高的麵粉製品，會比攝取精白麵粉的營養價值高出許多**。小麥麩皮經水洗浸後，可以將蛋白質提出製成麵筋，其蛋白質的含量更高，是素食者較好的蛋白質補充劑。麵筋經過酵母發酵後較容易消化，胃弱之人食之亦無妨，其營養價值可與起司相仿。

中醫對小麥的營養價值和醫療用途，很早就有許多深入的認識。中醫認為，小麥的藥性屬味甘、性平之品。入心、脾、腎經，能養心安神，厚腸益脾，止虛汗，益氣除煩。一千七百多年前，醫聖張仲景所提出的「甘麥大棗湯」仍一直延用至今，（本方出自《金匱要略》一書。婦人臟躁，喜悲傷欲哭，像如神靈所作，數欠伸，舌紅苔少，脈細數，甘麥大棗湯主之。）甘麥大棗湯含甘草10g、小麥30g、大棗10枚，以水煎服能養心安神，和中緩急。常用於癔病、精神恍惚、神智失常或神經衰弱、失眠、盜汗等病症之治療。

小麥可說全身是寶，麥麩、麥胚（小麥胚胎）都含豐富的營養和功能性成分，有很高的藥用價值與保健功能。麥苗則含有豐富的葉綠素、多種多酚類化合物和活性酵素，也有很高的營養價值和保健功用，目前在食品上的應用很廣，甚至已開發成多種飲

料製品問世。

小麥胚芽是人類天然的營養素寶庫

而小麥胚芽是小麥孕育新生命時的胚胎，它含有小麥生長發育所必需的全面均衡營養要素。種植時，胚胎發育成新生命的幼根和子葉，雖然僅占小麥籽粒重量的2%，但其營養卻占整個籽粒的絕大部分，蘊藏著極其豐富的營養成分及微量生理活性物質，它是大自然所賦予人類最富營養的「完整食物」，其微妙的組合成分，令現代科學家都難以模擬，一般食品更是無法與之相比。

小麥胚芽具有全營養、純天然的特點，被營養學家們譽為「人類天然的營養素寶庫」。早在1951年，美國哈桑博士對小麥胚芽就有高度的評價：「小麥胚芽飲食營養豐富均衡且是生長所必需，半杯小麥胚芽的蛋白質含量，就勝過了四顆雞蛋的蛋白質含量。」由此可知，小麥胚芽的蛋白質營養價值確實很高。

科學研究檢測，小麥胚芽的蛋白質含量為31%以上，是一種優質、完全的蛋白質，八種人體必需胺基酸齊全，且配比得當，其蛋白質的含量比米、麵高出6～7倍，也是雞蛋的2～3倍。其中球蛋白含18.9％，麥醇溶蛋白12％，麥穀蛋白0.3～0.37％，是重要的優質穀物蛋白資源，特別是一般穀物中短缺的離胺酸含量每100g高達1850mg，比大米和麵粉高十多倍，正好可彌補主食中缺乏的離胺酸含量。離胺酸是米和麵的第一限制胺基酸，有研究指出，在米和麵中加入1g離胺酸，相當於加入10g可利用的蛋白質，可見其重要。

小麥胚芽中脂肪約占10%，其中80%是不飽和脂肪酸，亞油酸的含量高達60%以上。一般來說，人體的必需脂肪酸有三種，即亞油酸、亞麻酸和花生四烯酸。但亞油酸在體內除了α-亞麻酸外，還可以合成γ-亞麻酸和花生四烯酸，所以嚴格來說，必要脂肪酸只有亞油酸。

亞油酸具有降低血清膽固醇濃度、防治動脈粥樣硬化、預防高血壓、糖尿病的作用，並可調節人體代謝、增強人體活力，對於心臟病、動脈硬化、肥胖及糖尿病等疾病有一定的輔助療效。此外，還能促進乳兒組織細胞的生長發育。

小麥胚芽也含有豐富的維生素，特別是維生素E，含量高居所有食物之首，從小麥胚芽中提煉出來的小麥胚芽油，每100g含有220mcg維生素E，是豆油的13倍，魚肝油的4倍多，為迄今已知維生素E含量最高的天然食品之一。小麥胚芽油中的維生素E具有高純度、高含量、種類齊全等特點，屬於天然全價維生素E，即維生素E的α、β、γ、δ四種類型均具備。其中α-維生素E的含量極高，易被人體吸收，活性也最強，其生理活性比其他植物性食品中的維生素E高出許多，更非一般化學合成品所能相比。

維生素E能輔助治療一些老年疾病，如對高血脂、動脈硬化、更年期障礙、貧血、肌肉營養不良等疾病等具有一定療效，並能延遲老化、避免腦中風、心肌梗塞、心臟病、肺氣腫，還能使免疫系統功能增強、提高生育能力等。

現代醫學已證明，高含量的維他命E，能加強皮膚的結締組織，增進血液循環及保持皮膚彈性，可減緩受傷或手術所造成的傷害以及臉上長青春痘所留下的痕跡等，對於乾性皮膚、黑斑也

有一定的效果，它同時有著「天然抗氧化劑」的身分，最適合成熟和衰老的肌膚保養使用，可說是一種理想的美容食品。

小麥胚芽油作為一種健康的穀物胚芽油，它集合了小麥的營養精華，富含維生素E、亞油酸、亞麻酸、二十八碳醇及多種生理活性組分，是寶貴的功能性食品，尤以具有高營養價值和生理活性著稱。而二十八碳醇對人體亦有眾多功用，如幫助人體增強體力、耐力、爆發力、提高肌力、改善肌肉機能、增強反射與靈活性等。

美國依利諾斯大學柯立頓博士，經過二十年的實驗，證明小麥胚芽及小麥胚芽油確實能增強人的體力和耐力，具有延緩衰老、提高免疫力的作用，是為數不多真正可應用於人類延緩衰老的抗氧化劑。

此外，小麥胚芽中的維生素B_1和維生素B_2含量也不少，維生素B_1是等量麵粉的3倍多、黃豆的28倍、牛肉的33倍；維生素B_2的含量也是牛肉的3倍，比麵粉多出8倍。另外還含有鈣、鉀、鎂、鐵、鋅、鉻、硒、磷、錳、銅等多種礦物質和微量元素，尤其是鐵和鈣含量，以及較多的鉀、鋅等成分，對老年人保健和兒童的生長發育都有諸多好處。同時，小麥胚芽尚有多種重要的功能性成分，如所含的穀胱甘肽含量豐富，它是我們身體抗氧化系統中最重要的成員之一，可以有效清除自由基，避免體內過氧化物的形成；所含的膳食纖維，對降低膽固醇、預防糖尿病及抑制大腸癌發展亦有良好作用。

小麥胚芽中的小麥黃酮，是一種水溶性色素，沖泡後可呈現誘人的奶黃色，而黃酮素對心血管疾病具有治療功能；另含的一

種脂溶性色素——類胡蘿蔔素，則具有抗輻射、抗衰老、防腫瘤等功效。因此經常食用小麥胚芽，能有效改善現代人的飲食不均衡，並有助於預防各種退化性疾病。

在小麥胚芽的整體營養中，麥胚蛋白質含量約占30%，脂肪（小麥胚芽油）約10%，油中含亞油酸約44～65%、油酸約8～30%、亞麻酸約4～10%。此外，每100g小麥胚芽中含有250～520mg的維生素E、1.6～6.6mg的維生素B_1、0.5mg的維生素B_2、3.6～7.2mg的維生素B_6和4～5mg的菸鹼酸。其中尚含有多種無機元素，是人類相當珍貴卻又普及的保健食品。

國外對於小麥胚芽的營養研究起步很早，研究成果也早已應用到食品當中。近幾年，東方食品工業才漸漸開始利用小麥胚芽開發出新食品，例如把它加進麵包、餅乾、糕點等的製程之中，不僅營養提升，還可產生特有的香味，消費者的接受度也很高。新鮮的小麥胚芽另可製成沖泡式營養粉作為食品補充，使用更是靈活方便，可以代替脫脂奶粉、雞蛋蛋白成分，加於牛奶、豆漿或其他飲料中，也可當作早餐或代餐，鹹甜皆宜，頗受歡迎。

小麥胚芽與常見食物之營養成分對比

中國國家糧食局科學研究院功能食品部，曾對小麥胚芽和常見食物作系統性的對比分析。從以下分析中，不難看出小麥胚芽的營養價值的確是其他常見食物所望塵莫及，擁有人類「全天然、全營養優良食材」之美譽。

表2-1　小麥胚芽與雞蛋之營養成分比較（每100g）

營養素名稱	小麥胚芽 （植物胚胎）	雞蛋 （動物胚胎）
蛋白質	25～35 g	10～13 g
脂肪	8～10 g	10～12 g
碳水化合物	40～45 g	1～3 g
維生素E	20～25 mg	2～3 mg
維生素B$_1$	2～4 mg	--
維生素B$_2$	0.5～1.2 mg	0.2～0.4 mg
維生素B$_6$	1～2 mg	--
泛酸	0.5～1.0 mg	--
葉酸	0.5～1.0 mg	--
鎂	300～400 mg	8～16 mg
鈣	70～80 mg	50～60 mg
磷	1000～1500 mg	100～200 mg
鉀	800～900 mg	100～150 mg
鋅	10～15 mg	0.5～1.2 mg
鐵	8～12 mg	1.5～2.5 mg
錳	10～15 mg	0.01～0.05 mg
硒	5～10 mcg	10～30 mcg
膽固醇	0 mg	400～800 mg

表2-2 小麥胚芽與日常食物必需胺基酸之含量比較
（g／每100g）

胺基酸	小麥胚芽	麵粉	雞蛋	牛肉	大米
離胺酸	1.85	0.26	0.72	1.44	0.14
蘇胺酸	1.10	0.33	0.72	0.93	0.28
色胺酸	0.29	0.22	0.21	0.21	0.20
蛋胺酸	0.85	0.15	0.43	0.51	0.14
纈胺酸	1.18	0.46	0.86	1.10	0.40
白胺酸	2.50	0.76	1.18	1.46	0.66
異白胺酸	0.87	0.39	0.63	0.77	0.25
苯丙胺酸	1.21	0.49	0.86	1.10	0.40
合計	9.85	3.06	5.61	7.52	2.47

表2-3 小麥胚芽與日常食物維生素之含量比較
（mg／每100g）

食物名稱	維生素E	維生素B_1	維生素B_2	維生素B_6	維生素B群合計
小麥胚芽	22	2.10	0.60	1.00	3.70
大米	-	0.19	0.06	0.11	0.36
牛肉	-	0.07	0.15	-	0.22
雞蛋	-	0.16	0.31	-	0.47

表2-4　小麥胚芽與日常食物礦物質之含量比較
（mg／每100g）

食物 名稱	鈣	磷	鐵	鋅	鎂	銅	錳	合計
小麥胚芽	72.00	1118	9.40	10.80	33.60	0.74	13.70	1258.24
大米	9.00	208	2.40	0.50	10.70	0.17	1.70	232.47
牛肉	6.00	233	3.20	5.70	28.30	0.41	-	276.61
雞蛋	55.00	210	2.70	2.10	4.00	0.10	0.05	273.95

（摘自中國國家糧食局科學研究院功能食品部資料）

小麥的分類

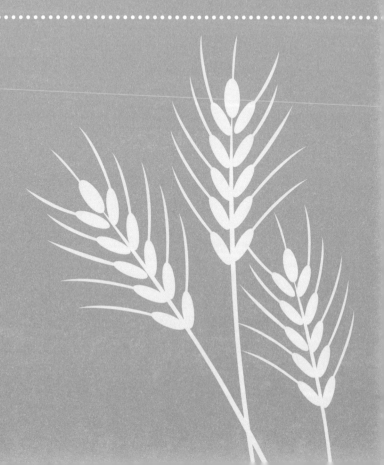

3-1

小麥的品種

　　小麥是禾本科小麥屬多種植物的統稱，世界各地廣為種植，其總產量僅次於玉米，居世界糧食作物的第二位，而稻米則排名第三。小麥的穎果（即麥粒）磨成麵粉後可製作成各式主食，如麵包、麵條、饅頭、燒餅、餃子、年糕、義大利麵等食物；發酵後則可製成酒精、啤酒、伏特加或生物燃料等。

　　小麥富含澱粉、蛋白質、脂肪、礦物質、鈣、鐵、硫胺素、核黃素、菸鹼酸及維生素A等，因品種和各地生長環境條件不同，營養成分也有所差別。

小麥歷史源遠流長

　　小麥起源於亞洲西部，在西亞和西南亞一帶至今還廣泛分布有野生種。考古學研究，小麥是新石器時代人類對其祖先植物進行馴化的產物，栽培歷史已有萬年以上。中亞廣大地區中，曾經在史前原始社會的居民聚落點上發掘出許多殘留的實物，其中包括野生和栽培的小麥乾小穗、乾子粒、炭化麥粒以及麥穗、麥粒在硬泥上的印痕。

　　其後，小麥從西亞、中東一帶，西向傳入歐洲和非洲，東向

傳入印度、阿富汗和中國。中國的小麥則由黃河中游向外傳播，逐漸擴展到長江以南各地，並傳入朝鮮、日本。十五世紀至十七世紀間，歐洲殖民者將小麥傳至南、北美洲；直至十八世紀，小麥才傳到大洋洲。

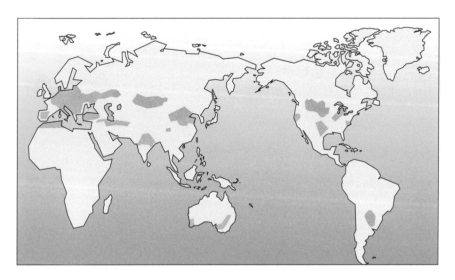

圖3-1 世界小麥分布圖

遠古文獻中，也有許多證實小麥廣為種植的文字記載。如殷墟出土的甲骨中有「告麥」之文字字樣，說明小麥很早已是河南北部的主要栽培作物；而《詩經・周頌・思文》中，也有小麥和大麥的記述，證明西周時期小麥的栽種已遍及黃河中下游一帶。1955年在中國安徽省亳縣釣魚臺發掘的新石器時代遺址中，發現有炭化小麥種子；西藏高原發現散生於普通麥田中的麥穗，存在於早期自行斷節的普通小麥原始類型中；新疆伊犁河谷以及黃河中游地區也有節節麥原始群落分布或散生於麥田中。

小麥的分類

小麥的栽培品種繁多，一般多按照以下幾種方式分類：

1. 麥粒皮色

依麥粒皮色不同，可將小麥分為**紅皮小麥**（也稱為紅粒小麥）和**白皮小麥**（也稱為白粒小麥），簡稱為紅麥和白麥。紅皮小麥籽粒的表皮為深紅色或紅褐色；白皮小麥籽粒的表皮為黃白色或乳白色。紅白小麥混在一起的叫做混合小麥。

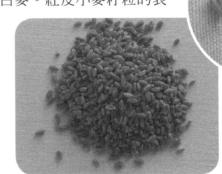

2. 麥粒的粒質

按照麥粒粒質，可以分為**硬質小麥**和**軟質小麥**，簡稱為硬麥和軟麥。硬麥的胚乳結構為緊密，呈半透明狀，亦稱為角質或玻璃質；軟麥的胚乳結構疏鬆，呈石膏狀，亦稱為粉質。

就小麥籽粒而言，當其角質占其中橫截面二分之一以上時，稱其為角質粒，為硬麥；而當其角質不足二分之一時，稱為粉質粒，為軟麥。

3. 播種季節

　　按播種季節，可將小麥分爲**春小麥**和**冬小麥**。春小麥是指春季播種，當年夏或秋兩季收割的小麥；冬小麥是指秋、冬兩季播種，第二年夏季收割的小麥。

3-2 麥粒的結構

　　小麥屬於單子葉禾本科植物，我們平常所食用的部分是小麥的籽粒。小麥籽粒除去果皮和種皮後，主要由胚乳和胚組成。小麥籽實的外面，除種皮外，尚有果皮與之合生，果皮較厚，種皮較薄，二者不易分離，植物學上稱為**穎果**。從小麥籽粒縱切面（能過腹溝做正中切面）可清楚看到胚和胚乳的位置。

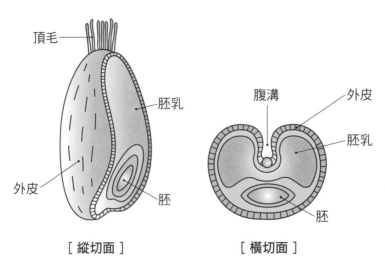

[縱切面]　　　　　[橫切面]

圖3-2　小麥剖面圖

果皮種皮之內，絕大部分是胚乳。小麥的胚很小，僅位於籽實基部的一側。小麥的胚乳可分爲兩部分，靠外層是含大量糊粉粒的**糊粉層**，其內爲含豐富澱粉的**胚乳細胞**。麥胚較小，由盾片、胚芽鞘、胚芽、胚軸、胚根、胚根鞘和子葉組成。胚芽在上方，胚根在下方，中間由很短的胚軸相連，叫做盾片。在其與胚乳相接近的一面，有一層排列整齊的柱形上皮細胞，當種子萌發時，能分泌酶類，分解胚乳所貯藏的養分材料，並轉運給胚利用。胚芽由數片幼葉包圍著莖尖的生長錐組成，胚芽外被著一鞘狀物，稱胚芽鞘。位於胚軸下方的胚根外圍被一鞘狀物所保護，稱胚根鞘。

　　習慣上我們所說的小麥胚芽指的是整個小麥胚胎，而非單純

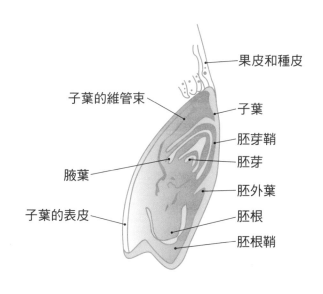

子葉的維管束　　　　果皮和種皮
　　　　　　　　子葉
　　　　　　　　胚芽鞘
腋葉　　　　　　胚芽
　　　　　　　　胚外葉
子葉的表皮　　　胚根
　　　　　　　　胚根鞘

圖3-3　小麥的結構

的胚芽，胚芽只是麥胚的一小部分，營養和完整的麥胚相比，相差甚遠，只有整個小麥胚胎才含有小麥粒95%以上的絕對營養。

　　小麥種實呈橢圓、卵圓或圓形，頂端有一束細毛，稱為果毛或冠毛。種實腹面有溝，稱為腹溝，腹溝兩側隆起，稱為果頰。小麥胚生於種實背面，種實長約4.5～6.9mm，寬約2.5～3.9mm，厚約2.1～2.3mm，千粒重約20～62gm。

小麥粒形（長寬比／mm）	
中長形	>2.2
中形	2.0～2.1
圓形	<1.9

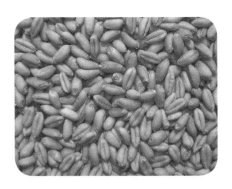

圖3-4　小麥粒外觀

　　小麥胚由受精卵發育形成，發育完全的胚由胚芽、胚軸、子葉和胚根組成。小麥胚會發育成新的植物體，胚芽部分發育成植物的莖和葉，胚根部分發育成植物的根，胚軸部分發育成連接植物根和莖的部分，子葉則為種子的發育提供營養。小麥胚占整體小麥約3.24%；胚乳主含糊粉層約占88%。

3-3
小麥麩皮

小麥麩皮為小麥最外層的表皮，簡稱為麥麩，是在麥穀脫粒或磨粉加工過程中的副產品。小麥被磨麵機加工後，變成麵粉和麩皮兩部分，麩皮就是小麥的外皮，多數當作飼料使用。

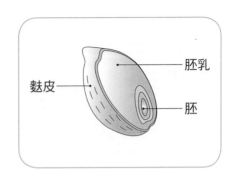

麩皮　　　　胚乳

　　　　　　胚

研究指出，麥麩在食物營養與健康醫學中有著重要的意義。麥麩含有豐富的維生素E、麩皮蛋白、植酸、植酸酶、β-澱粉酶等多種活性酶及戊聚糖等低聚糖營養成分，**是人類所需膳食纖維的最好來源**，戊聚糖是其中主要的功能性多糖。

以小麥麩皮為原料，可開發成可溶性戊聚糖和不可溶性膳食纖維，前者具有顯著的抗氧化、降脂功能，後者則有良好改善腸道環境、通便的效果，均可作為特殊保健功能食品的原料。此外，還可代替玉米，生產丁醇、丙酮等物質。

麥麩含較高量的蛋白質，是良好的發酵有機氮源，是玉米所不及的，因為麩皮中含有15%左右的蛋白質，而玉米所含之蛋白質僅達8.5%，麩皮中尚含有硫胺素、核黃素、尼克酸等微生物生

長所必備的生長素，以及 α-澱粉酶、β-澱粉酶、氧化酶、過氧化酶等，這些都是微生物所必需的。

用麩皮代替玉米，C／N（碳氮比）適宜，發酵不但能順利進行，而且效果上完全可以達到添加玉米的發酵水準。

特性

小麥麩質地蓬鬆，適口性好，並具輕瀉作用。它的胺基酸組成較為平衡，消化率也較好；維生素B群和維生素E的含量高，雖然維生素A、D含量較少，但所含礦物質相當豐富，利用率也高。脂肪以不飽和脂肪酸居多，纖維含量不少，是低熱量原料。

營養分析

麥麩中含有的維生素B群，可在體內發揮許多功能，是食物正常代謝中不可缺少的營養成分。而豐富的膳食纖維，更是人體必需的營養元素，可提高食物中的纖維成分，改善糞便秘結情形，同時可促進脂肪及氮的排泄，對防治臨床常見纖維缺乏性的疾病作用意義重大。

由於攝入了高纖維成分，可以促進糞便中的類固醇排出，而人體內膽固醇的主要分解代謝過程是透過糞便的排泄，所以亦可使血清膽固醇下降，動脈粥樣硬化形成減緩。此外，也可降低血液中雌激素的含量，預防乳腺癌。

麥麩的膳食纖維成分對內科諸多疾病有特殊功效，在外科醫

療方面，亦可主治瘟疫、熱瘡、湯火瘡潰爛、跌打損傷、瘀血等疾病。方法很簡單，只要把麥麩用醋炒熱，貼於患處即可，可用來慰撫手腳的風濕痺痛及寒濕腳氣，效果很好。

● 食療作用

　　小麥麩皮有改善大便秘結、預防結腸癌、直腸癌及乳腺癌，使血清膽固醇下降、動脈粥樣硬化減緩的功效，詳細說明如下。

1. 減少結腸腸道中的致癌物質

　　小麥麩能抑制結腸腸道中易產生致癌物質的腐生菌生長，結腸中的一些腐生菌（如大腸桿菌、梭狀芽孢桿菌、變形桿菌和糞鏈球菌等）在較高的pH環境下異常活躍，易產生致癌物質。

　　結腸腸道中的有益菌能利用膳食纖維產生短鏈脂肪酸（如乙酸、丙酸、丁酸等），這些短鏈脂肪酸，特別是乙酸，能降低結腸腸道酸鹼值（pH值）、抑制結腸腸道腐生菌的生長。實驗結果證實，小麥麩有顯著增加老鼠盲腸內短鏈脂肪酸（包括乙酸）含量和降低盲腸pH值的作用（$P < 0.05$），此說明小麥麩能抑制結腸腸道腐生菌生長，減少致癌物質生成。

　　同時，小麥麩對很多致癌物質（如亞硝胺、苯酚與甲苯酚、吲哚與甲基吲哚、膽汁酸與次級膽汁酸等）有很強的吸附作用，可以使結腸腸道中的致癌物質減少。以膽汁酸為例，膽汁酸是膽固醇代謝的正常產物，也是癌誘變劑糞戊烷的兩種前體之一。膽汁酸在腸內細菌的作用下，會轉變成次級膽汁酸及其誘導體、芳

香族多環碳化氫、雌性激素和環氧化合物等致癌和促癌的物質。膽酸中的次膽酸（石膽酸和脫氧膽酸）也是結腸腫瘤的刺激物，人體內高濃度的膽酸正是導致結腸癌發生與進展的重要因素。

小麥麩可使膽汁酸排泄量明顯減少，並有束縛膽汁酸和次級膽汁酸的作用，大大降低結腸腸道中膽汁酸和次級膽汁酸的數量，而燕麥麩和玉米麩則沒有這種作用。因此有研究者認為，膽汁酸排泄量明顯減少，就是證明小麥麩可減少罹患結腸癌危險的主要原因。

因小麥麩會讓結腸腸道中參與致癌物質形成的「酶」的活性降低，因而可使結腸腸道中的致癌物質減少。結腸細菌的 β-葡萄糖苷酸酶、7α-脫羥基酶、硝基還原酶和偶氮基還原酶等，在結腸腸道中透過「**酶促反應**」能導致有毒致癌物的生成，有些產物甚至會被當作腫瘤刺激物發生作用。小麥麩能使糞便細菌的上述所有酶的活性下降，讓結腸腸道中致癌物質生成減少。並非所有的膳食纖維都有這種作用。

2. 小麥麩酵解生成「短鏈脂肪酸」對結腸癌的影響

小麥麩主要是以結腸內酵解生成短鏈脂肪酸，從而影響結腸癌發生。在腸道厭氧菌的作用下，小麥麩酵解生成的短鏈脂肪酸，能迅速被腸黏膜吸收，而游離的短鏈脂肪酸，能降低結腸腸道的pH值、改變菌屬平衡、影響致癌代謝的過程。

在短鏈脂肪酸中，**丁酸**是最重要的一種，它是結腸細胞的主要能源。實驗結果發現，小麥麩有顯著增加老鼠盲腸內揮發性脂肪酸丁酸含量的作用（$P < 0.05$）。丁酸能抑制結直腸上皮細胞過

度增生和轉化。目前醫界普遍認爲，細胞過度增生是癌症的早期變化，是癌症非基因性的原因，結直腸上皮細胞過度增生，就易有導致結直腸癌發生的危險。

有些膳食纖維，如果膠、樹膠、愛蘭苔膠等，會引起結直腸上皮細胞過度增生，而小麥麩沒有這種作用。小麥麩酵解產生的丁酸能透過影響組蛋白去乙醯化酶和DNA甲基化，穩定DNA，從而抑制結直腸上皮細胞的過度增生。酵解時丁酸產量的不同，可能是造成膳食纖維預防結腸癌效果不同的主要原因之一。

丁酸能促進結腸癌細胞分化。越來越多的證據顯示，腫瘤和癌症的發生與**細胞凋亡**（apoptosis）密切相關。生理濃度的丁酸有調節細胞凋亡的作用，並能誘導人體結腸癌細胞向程序化死亡的方向轉化，降低其生長速率。小麥麩能顯著降低結腸腸道內的pH值，促進腫瘤細胞凋亡。

將腫瘤細胞置於酸性環境中，有助於促進腫瘤細胞凋亡。小麥麩酵解產生的丁酸，能使轉化細胞轉變爲正常細胞，研究資料顯示，食管增生上皮是可逆轉的，即既可轉變爲癌細胞，也可以向正常的上皮細胞逆轉。結腸增生上皮也可逆轉，丁酸對結腸上皮細胞的癌變有抑制作用，就在於它能使轉化細胞轉變爲正常細胞，防止其癌變。

3. 軟便和促進腸道蠕動

小麥麩有軟便和促進腸道蠕動的作用，能縮短糞便在腸道中的停留時間，使致癌物質得到稀釋並和腸黏膜的接觸時間降低，減少致癌物質對腸黏膜的刺激，對結腸癌有相當的預防作用。根

據實驗顯示，食用小麥麩後，老鼠的糞便量與水分、脂類、正常細菌等的含量明顯增加，老鼠盲腸內的短鏈脂肪酸含量變多，pH值也大幅下降（P＜0.05）。

4. 對結腸黏膜「上皮生長因子」活性有抑制作用

經動物實驗證實，10%的小麥麩可使Fisher大鼠結腸黏膜上皮生長因子的活性降低63%。結腸黏膜上皮生長因子是完整腸胃道增生的刺激物，已知其受體的過度表達與結腸等部位癌變有密切關係。

5. 小麥麩的抗氧化活性和消除自由基能力

脂質過氧化所產生的自由基，在癌腫形成的起始和促成階段有著重要的作用，而結腸癌的發生與脂質過氧化所產生的自由基則有直接關係。

人體代謝過程中，會不斷產生自由基，主要如超氧離子自由基（$\cdot O_2$）、羥自由基（$\cdot OH$）、氫過氧自由基等。羥自由基是公認最具危害性的自由基，因它可以和任何生物分子產生反應，由氧化應激所造成的損害，幾乎全部都是由羥自由基所中介的。而小麥麩則被證實，具有抗氧化活性和清除羥自由基的能力。

食物纖維中所含的黃酮類物質，可能是清除自由基的活性物質。這類物質和膳食纖維中的葡萄糖形成糖苷，可具有很強的抗氧化活性，目前在小麥麩和米糠中已可分離得出。黃酮類物質對於可清除超氧離子自由基和羥自由基的能力已被證實。

儘管對小麥麩抗癌機制的解釋各有不同，流行病學調查結果和

許多研究都表明小麥麩對結腸癌的預防作用，許多動物實驗也已證實食用小麥麩可減少化學誘導癌的發生率，預防結腸癌發生。

3-4
小麥幼苗

小麥苗是禾本科植物小麥的嫩莖葉，中醫認為小麥苗有「除煩熱、療黃疸、解酒毒」的療效。事實上，小麥苗中豐富的葉綠素、胺基酸、膳食纖維和營養素等，已確定有抗癌、保肝、降血脂、增強細胞活力的功效。

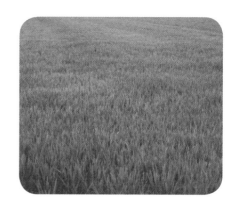

圖3-5　小麥苗田

和維生素C、維生素E和β胡蘿蔔素相比，葉綠素降低致癌物質毒性的效果更好。而富含葉綠素的小麥苗，也因此能抑制惡性腫瘤的生長。更棒的是，小麥苗並非用「毒殺細胞」來抗癌，因此不會破壞正常細胞的健康，而是強化它們，讓人體恢復自我保護的功能——**利用加強正常細胞的防禦保護力，自然而然地抑制致癌細胞生長，有效阻斷致癌細胞轉型**，讓惡性腫瘤生長的機率減至最低，以達到抗癌目的。

另外，小麥苗粉不論對急性肝損傷或慢性肝病變，都有保護的功效。研究發現，小麥苗粉有抑制脂肪肝病變的作用，其

對天門冬胺酸轉氨基胝（GOT）、丙胺酸轉氨基胝（GPT）、鹼性磷脂胝（AO）、膽紅素（bilirubin）、總膽固醇（Total Serum Cholesterol）及三酸甘油脂（Triglycerides）具改善效果，在服用小麥苗粉後，肝臟受損時的GOT、GPT升高現象，以及血清膽紅素、膽固醇、血清蛋白的生化值改變等現象，都可逐漸恢復正常。

小麥幼苗含有多種多酚類糖苷化合物，如芹菜素-雙-C-乙醯葡萄糖苷（apige-nin-di-C-acetylglycosides），和多種新苷，如芥子基-8-D-半乳糖基-6-C-阿拉伯糖基芹菜素（sinapyl-8-D-galactosyl-6-C-arabinosylapigenin）。此外，還含有新西蘭牡荊苷-1（icenin-1）、異旱麥草碳苷（isoschaftoside）和旱麥草碳苷（schaftoside）或是他們的半乳糖基異構體，以及蜀黍苷[Dhurrin，2-β-D-glucopyranosyloxy-2-（4-hydroxyphenyl）-2S-acetonitrile]等。小麥幼苗並含有豐富的葉綠素和多種活性酵素，也有很高的營養價值和保健功能。

小麥苗的栽培簡單，製作成小麥苗汁、小麥苗粉也很簡便，長期食用有助於遠離癌症、肝炎和高血脂的威脅。不過**胃功能不佳者，可能較無法適應小麥苗汁的澀味與消化小麥苗粉含有的纖維質，須注意用量。**

小麥胚芽的效用

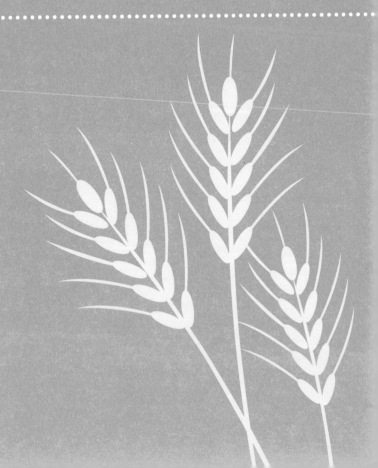

小麥胚芽的臨床應用

　　小麥胚芽是小麥的胚胎，約占整體小麥籽粒重的2%左右，但功能性成分卻占小麥的絕大部分，是一種非常理想的抗衰老和美容食品，也是一種高蛋白、高維生素E、低脂、低熱量、低膽固醇的營養品和早餐代餐佳品，**每日攝取約20～40g，就是最佳的營養補充。**

　　小麥胚芽富含維生素E、蛋白質、亞油酸、胺基酸等，可抗病、抗衰老，而其中的維生素B群、維生素D、不飽和脂肪酸、核酸、葉酸、二十八烷醇和鈣、鐵、鋅、硒等十餘種礦物質，更是非常理想的微量元素供給源，作為保健品及各種食品添加，應用非常廣泛。小麥胚含有的穀胱甘肽過氧化酶及一種含硒化合物，則可增強免疫力、延緩老化及防癌，並且還有保護大腦、促進兒童生長發育等功能。

　　隨著小麥胚芽的開發和製備技術改良，小麥胚芽作為一種抗衰老、增強免疫功能性因子的保健品，在許多產業中都擁有廣泛的應用前景，例如在食品、飲料、護膚等產品的有效成分添加，其抗衰老和護膚效果也已經得到各國政府有關部門和研究機構的認可；同時，小麥胚芽天然的高維生素E含量，在臨床上也有很好的效果，包括抗病毒、調節免疫、調節血脂、減輕炎症反應及延

緩衰老等。

　　加工後的小麥胚芽粉，粉質細膩香甜，有良好的溶解性和分散性，是一種新型營養粉，且具有純天然、營養豐富、保質期長、食用方便等特點，消費者接受度很高。但小麥胚芽因含有高量的蛋白質，並富含油性、活性強，很易氧化變質，不好保存。近年開發出瞬時滅酶技術，既可防止氧化變質，又能保留較大有效成分，加上經過500目微粉化處理，可在改善口感的同時，幫助消化吸收，使小麥胚芽的作用能發揮得更好。

　　目前小麥胚芽作為一種抗氧化、抗衰老產品的添加劑原料，主要用於保健品、食品、化妝品、生化工程以及生物製藥企業等相關行業，其相關的臨床應用分別詳述如下。

1. 全營養補給

　　小麥胚芽營養含豐富，營養素成分齊全，經常食用能有效改善現代人飲食不均衡的問題，有助於預防各種退化性疾病。中老年人、青少年、體弱者均可食用，是均衡營養、增強體質最佳的天然全營養食品。

　　據臨床研究顯示，小麥胚芽作為全營養補給，能有效降血壓、降血脂、降血糖、降體重，和抗氧化、抗癌、抗慢性炎症、抗疲勞，延緩衰老等「四降四抗一延」作用。

2. 養肝、防治退化性疾病

　　退化性疾病常又稱為退行性疾病（degenerative disease），是指有機體由於遺傳、環境和營養因素等影響，功能加速退化的結

果，這類疾病的發生和發展除少部分和遺傳相關外，多數和個人的生活方式密切相關，所以又屬於生活習慣病的範疇。現代人由於生活方式改變和環境的惡化，正面臨著一場災難性退化性疾病的嚴重威脅，約有六、七十種疾病已確定為退化性疾病，而代謝綜合症正是其中最嚴重的一種。

慢性退化性疾病的致病因素十分複雜，但多數學者都認同是**多種複雜的致病因素導致有機體代謝系統、免疫系統、抗氧化系統功能下降，抵抗不力所造成。**

這三大系統中，代謝系統功能紊亂又是最起始、最關鍵的一環，因為代謝系統紊亂，必然會導致免疫系統功能下降、抗氧化系統功能不全。而肝臟是人體的代謝中心，代謝系統的問題當然也是肝的問題，它幾乎參與體內全部物質的代謝過程，對維持生命十分重要。肝除了分泌膽汁幫助脂肪消化外，體內的蛋白質、脂質、糖類、維生素、激素的代謝也主要要靠肝臟完成。此外，肝臟又是人體的主要解毒器官，它可使消化吸收進來的各種有害物質，化解成為比較無毒或是溶解度較大之物，再隨膽汁或尿液排出體外，以保護身體免受損害。

同時，肝臟還是全身運輸系統（循環系統）的維護者，更是我們人體重要物質流和能量流的物流配送中心，因此，若肝臟的代謝功能一旦發生紊亂，整個身體就會受到很大影響，全身免疫系統和抗氧化系統功能遭受波及不說，身體還會因而出現一系列生化代謝的多重問題。

近年研究指出，**慢性退化性疾病多與代謝綜合症密切相關，而代謝綜合症是其中一組最嚴重的退化性疾病**，此時患者體內的

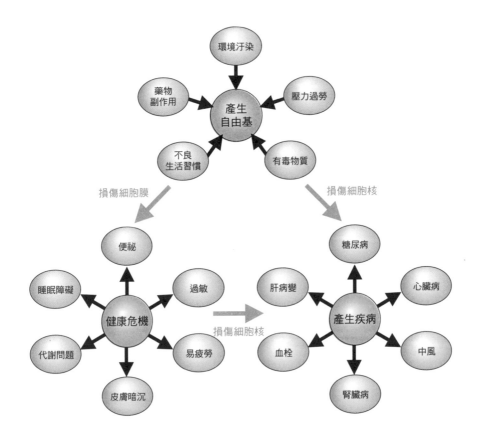

圖4-1 疾病產生關係圖

各種代謝都可能發生紊亂，特別是蛋白質、脂肪和醣類三大代謝的紊亂，會導致大量自由基產生，氧化壓力激增，細胞因子網絡失調，免疫系統和抗氧化系統功能下降；血脂異常並在血管和體內堆積，血管彈性下降，血液流變學改變，血液出現濃、黏、凝、聚、剛化傾向，因而導致血管內皮炎症反應，動脈粥樣硬化，血壓升高，形成中廣型肥胖，並出現一系列的胰島素阻抗代

謝綜合症，心臟病和腦中風等併發症風險也將大增。

代謝綜合症的致病因素和致病機理雖然十分複雜，但治本之道，首要仍是養肝，提供肝臟各類足夠的優質營養素，使肝自身的構建正常，功能恢復，能正常合成各種代謝所需的酶及輔酶，使三大代謝和免疫系統、抗氧化系統都恢復常態。

小麥胚芽含多種優質營養素，是養肝、護肝及抗氧化的極佳保健品，經常食用小麥胚芽，就能有效預防和延緩退化性疾病，包括代謝綜合症和糖尿病等的發生。

3. 作糖尿病的輔助治療

小麥胚芽有助於減緩餐後血糖飆升，根據我們多年來的研究，若**要改變糖尿病的惡性發展，最重要的就是改變飲食習慣，**改變飲食越來越精緻化的傾向，常吃富含膳食纖維和抗氧化的食品，並選用升糖指數較低的主食，用優質營養素來輔助養肝，而小麥胚芽正好符合這些要求，是糖尿病人最理想的食品。

根據《青島醫學院學報》1993年第四期刊登的《小麥胚芽輔助治療第二型糖尿病臨床研究》報導，透過對八十例第二型糖尿病病患，進行小麥胚芽輔助飲食治療1～3個月。結果表明：

（1）小麥胚芽輔助治療糖尿病有降低血糖的療效，總有效率高達92.5%。在飲食控制的基礎上，食用小麥胚芽後，即便是經藥物治療效果不明顯的糖尿病人仍有較好的治療作用，其空腹血糖平均下降了28.1%。

（2）食用小麥胚芽能改善臨床症狀，91.3%的病人多尿多飲多食症狀改善，並有抗疲勞、減輕或消除飢餓感的功效。

（3）小麥胚芽可增加降糖藥物（以磺脲類藥爲主）的藥理作用，促進空腹和餐後胰島素的分泌，並有降血脂作用。

（4）小麥胚芽輔助治療第二型糖尿病的療效，明顯優於一般糖尿病膳食。

4. 預防心腦血管疾病

當人體抗氧化系統失調，血管內皮細胞功能受損，血管彈性退化，調節循環不力，加上低密度膽固醇過高，氧化後易形成動脈粥樣斑塊，阻塞血管。這些斑塊脫落會阻塞血管，如果發生在冠狀動脈，就是冠心病；發生在腦部，就會造成腦血栓。因此，**加強抗氧化系統功能，保護血管內皮細胞，防止低密度膽固醇氧化也就是防治心腦血管疾病的關鍵。**

小麥胚芽含有豐富的維生素E、穀胱甘肽、硒、黃酮等多酚類化合物可抗氧化，膳食纖維可降低血清膽固醇，亞油酸可降血脂、軟化血管，豐富的鎂則對心腦血管有很好的保護力，它們發揮協同作用，能對心腦血管產生良好的保護效果。

5. 小麥胚芽降壓肽降壓

小麥胚芽的蛋白含量高達30%左右，是一種完全蛋白，現在已廣泛應用於增補食品中的蛋白質和強化食品中的胺基酸成分，是一種天然的優質食品蛋白質強化劑。用超臨界CO_2對小麥胚芽脫脂，鹼溶酸沉澱法提取小麥胚蛋白，蛋白酶進行酶水解小麥胚蛋白，可生產降血壓肽。

血管緊張素轉換酶（angiotensin- converting enzyme，ACE）在

調節人體血壓的過程中可發揮重要的生物學功能。它能裂解血管緊張素I的C-端二肽，形成血管緊張素II，是腎素——血管緊張素系統中，目前已知最強的血管收縮劑。

此外，它還能鈍化舒張血管的激肽。如果抑制ACE活性，就能夠減少血管緊張素II的生成和降低舒張血管激肽的破壞程度，從而達到緩解高血壓的目的。人們首次從巴西蝮蛇蛇毒中分離出ACE抑制肽後，又從許多食品蛋白質酶解物中發現了ACE抑制肽，如牛乳與優酪乳中的酪蛋白酶解物、沙丁魚肉蛋白酶解物、大蒜蛋白酶解物和大豆蛋白酶解物等。

有人用八種不同理化性質蛋白酶酶解小麥胚蛋白質。實驗結果顯示，每種都可製備降血壓肽，但以其中鹼性蛋白酶製備的酶解液生物活性最高，可用於高血壓的防治。

6. 抗癌輔助治療

醫學研究證明，環境污染、電離輻射PM2.5超標常態化、吸菸、廚房油菸等都含有大量自由基，這些自由基進入人體會導致身體正常細胞發生癌變。

小麥胚芽含有豐富的維生素E、穀胱甘肽及其他多種抗氧化成分，能有效清除自由基、降低人體的氧化壓力、增強免疫力、延緩衰老、預防腫瘤發生，從源頭上阻止細胞癌變，達到從根本上防止腫瘤發生的目的。

7. 護髮和美容作用

頭髮枯黃、掉髮以及膚色憔悴、晦暗無光等皆源自於自由基

對頭髮和皮膚的損壞。小麥胚芽含多種抗氧化成分，能有效清除由於日曬、污染、壓力所產生的自由基，降低氧化壓力，保護肌膚組織。不但能延緩肌膚鬆弛和皺紋早現，還能促進皮膚微血管循環，使之明亮乾淨、臉色紅潤，自然有活力。

小麥胚芽富含維生素E和穀胱甘肽等強效抗氧化劑，因此食用後可由內而外抗氧化，達到全面煥發肌膚活力的效果。此外，維生素E還能促進皮膚傷口癒合，對毛細血管出血和更年期綜合症等也有很好的療效，近年還證明能抑制眼睛晶狀體過氧化脂質反應，能改善血液循環，預防近視的發生。

8. 提高孕育率

小麥胚芽含有豐富的全營養成分，能有效改善日常的營養補給，使身體正常生長發育，孕育能力正常。更重要的是小麥胚芽含有豐富的全優維生素E，能促進性激素分泌，使男性精子的活力和數量增加、女性的雌性激素濃度增高，因而提高生育能力、預防流產。臨床應用方面，經常食用小麥胚芽確實**有助於預防先兆性流產和習慣性流產，對於防治男性不育症，也有一定作用。**

9. 強化腸胃功能，防止便秘

小麥胚芽粉富含膳食纖維，每100g含量高達13g，其吸水溶脹性有利於增加食糜體積、刺激腸胃道蠕動，可清潔消化壁、增加消化功能；在大腸中就像吸水的海綿，可稀釋大腸內容物，軟化糞便，促進排便和增加便次，防止便秘。

同時，由於減少了糞便在腸道中的停滯時間以及其中有害物

質與腸道的接觸，可保持腸道清潔和預防腸道疾病。**小麥胚芽粉潤腸通便的功效十分顯著，一般便秘患者，連續食用十天，即可初見效果。**便秘者肛門附近的血液循環常易瘀積而引發痔瘡。小麥胚芽的膳食纖維有通便作用，可降低肛門周圍壓力，使血流通暢，防治痔瘡發生。

10. 小麥胚芽油的應用

小麥胚芽油集合了小麥的營養精華，富含多種優質營養素，如高量的二十八碳醇和維生素E等，**尤其維生素E的含量為植物油之冠，已被公認為一種具有營養保健作用的功能性油脂**，有很高的營養價值。

小麥胚芽油在體內可防止氧化脂質的生成，保護細胞膜、抑制自由基、促進人體新陳代謝、延緩衰老、改善肝臟功能、降低膽固醇、提高免疫力，是少數質量俱佳可幫助於人類抗衰老的抗氧化劑；並能改善血液循環、防止血液凝固、降低罹患缺血性心臟病的機會。

臨床應用上，常用於預防和輔助治療一些中老年疾病，如心臟病、腦中風、心肌梗塞、高血脂、動脈硬化、肺氣腫、更年期障礙、貧血、肌肉營養不良等，同時有很好的美容護膚、減輕疲勞效果，有助於緩和腿部抽筋和手足僵硬的狀況，並能用於提高孕育率，防止流產。

11. 小麥胚凝集素的應用

小麥胚凝集素（WGA）是指小麥胚芽中能與專一性糖結合，

促進細胞凝集的單一蛋白質，是一種很好的抗誘變劑，具有抗癌、抗微生物、凝血等多種效應，在醫學、生物化學、免疫學、組織細胞學中被廣泛應用，其價值遠遠高於黃金，是一種很有希望的天然抗癌藥。

小麥胚芽中所含的小麥胚凝集素具有抗微生物和抗誘變性等多種生物效應，與脂肪細胞反應，有**類似胰島素的作用**，能啟動葡萄糖氧化酶降低血糖含量，誘導巨噬細胞溶解腫瘤細胞；同時，小麥胚芽可保持血紅細胞的完整性，調節體內化合物的合成，促進血紅細胞生物合成，保護細胞呼吸、肺組織免受空氣污染。整體可改善血液循環，防止膽固醇及中性脂肪囤積在血液內，防範心臟病、腦中風的產生。

凝集素最大的特點是能識別醣蛋白和醣脂，特別是細胞膜中複雜的碳水化合物結構，即細胞膜表面的醣基。一種凝集素具有只對某一種特異性醣基專一性結合的能力。因此，凝集素可以作為研究細胞膜結構的探針。凝集素在無脊椎動物血液中具有多種生物活性，可以選擇凝集各種細胞，對腫瘤細胞有特異性凝集作用，是免疫防禦的重要體液因子之一。

另一方面，凝集素具有多價結合能力，能與螢光素、酶、生物素、鐵蛋白及膠體金等結合，而不影響其生物活性，可用於光鏡或電鏡水準的免疫細胞化學研究工作。可在探索細胞分化、增生和惡變的生物學演變過程中，顯示出腫瘤相關抗原物質，對腫瘤的診斷評價方面亦有一定價值。

此外，植物凝集素在植物體內也具有相當重要的作用，如在種子萌發過程中作為植物胚細胞的促有絲分裂因子，在作物害蟲

防治方面表現出的保護功能等等。研究凝集素的特異性，有助於以分子或原子層次瞭解生命現象或病理變化。

小麥胚芽的主要營養

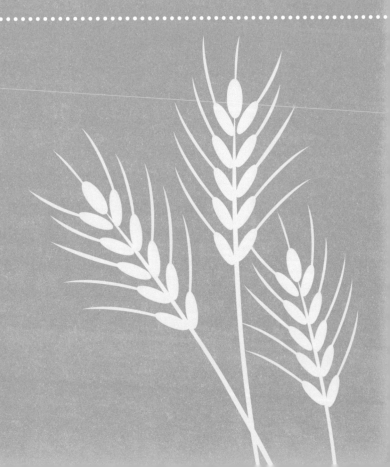

5-1

小麥胚蛋白是最優質蛋白

　　小麥胚芽含有小麥生長發育所必需的全面均衡營養素，雖然僅占小麥籽粒重量的2%，但其營養價值卻遠遠高於其他部位，特別是蛋白質含量高達30%以上，是目前我們所知食物中最優良、最豐富，也最重要的蛋白質來源之一。

　　蛋白質是生命的物質基礎，是構成人體內各種細胞的主要原料，也是人體中含量最豐富的生物大分子，在我們身體內，除了水分外，蛋白質的含量最多，所有器官和組織都含有蛋白質。

　　蛋白質主要由碳、氫、氧、氮四種化學元素組成，多數蛋白質還含有硫和磷，有些蛋白質則含有鐵、銅、錳、鋅等礦物質。組成蛋白質的基本單位是胺基酸，許多胺基酸透過有序的肽鍵連接組成了蛋白質。蛋白質根據其形狀的不同，可分為纖維狀蛋白和球狀蛋白。多數具生理活性的蛋白質都是球狀或橢圓狀，如各種酶、轉運蛋白、激素蛋白、免疫蛋白和細胞因子等。

　　蛋白質是生命活動的基礎，沒有蛋白質就沒有生命活動，它除了能提供人體部分能量的需要外，更重要的是在物質代謝、有機體防禦、血液凝固、肌肉收縮、細胞信號傳遞、個體發育、組織修復以及體液平衡等方面有不可替代的作用。

蛋白質對人體的作用

蛋白質對人體的作用，概括來說可分爲以下六個方面：

1. 蛋白質是人體構建的主要材料

人體由營養素所組成。一個卵子和一個精子碰撞後成爲受精卵，在母體內發育成爲胎兒；嬰兒出生到長爲成人，靠的都是營養素。人體的一切，包括肌肉、骨骼、皮膚、頭髮、牙齒、指甲、眼睛、眉毛、生殖器官、精子、卵子……一切的一切都是由營養素構成的，而在六大營養素中，蛋白質又是其中最重要的一種，沒有蛋白質就沒有生命，人體的所有器官組織都可視爲是蛋白質的有機組合，沒有蛋白質組合其他營養素絕不可能具備生命。

2. 蛋白質是體內最重要的運輸團隊

人靠新陳代謝得以維持生命活動，而新陳代謝需要消耗營養素，營養素除了靠呼吸吸取氧氣外，主要就是靠消化系統對食物的消化吸收作用將營養素吸收入血液中，而血液中的營養素又倚賴各式各樣的蛋白質作爲載體，輸送到全身各個部位。人體內有各式各樣的載體蛋白，在體內運載各種物質，對維持人體的正常生命活動至關重要。

在這些載體蛋白中，有專業運送團隊，也有非專業運送團隊。例如白蛋白就是非專業運送團隊中最重要的一員，它身兼數職，對維持我們血液的總容量非常重要，血液中的白蛋白太少，水分就會從血管往外移，身體就會出現水腫。

此外，白蛋白還是許多物質在血管內運輸的工具，它除了運輸鋅和鈣等多種礦物質外，也是膽紅素的重要運輸蛋白。紅細胞死亡或其他原因導致破碎後所釋放出來的膽紅素，不能讓它在血液中單獨亂跑，如果讓其四處流竄，就會引發問題。例如跑到大腦，會對腦子造成不可逆的損傷、導致昏迷，甚至有生命危險。而白蛋白和膽紅素結合後，就能限制它的行動，最後把它帶到肝臟回收、解毒，免除其危害。

除了非專業的運輸團隊之外，人體內另有一支為數眾多的專業運送團隊，專門運輸各種在體內流動的物質。例如載鐵蛋白專門運輸攝入身體的鐵、銅藍蛋白運輸攝入體內的銅、脂蛋白運輸脂肪和膽固醇等等。

血液流動的意義就是運輸，輸送氧氣和營養素給全身每一個細胞，將細胞產生的代謝廢物（就像垃圾）運送到相應的器官排泄掉，如將廢物運到腎臟隨尿排出，又如血紅蛋白將肺吸入的氧氣運送到各個細胞在細胞內進行有氧代謝後，其所產生的廢物二氧化碳又由它運送到肺呼出體外。

3. 蛋白質為人體提供能量

蛋白質是人體重要的供能物質之一，人體約有15～20%，甚至到30%的能量來源是蛋白質。當人體缺乏能量時，體內的蛋白質和脂肪會自動分解，為人體補充能量。每公克蛋白質可提供16.75千焦耳，約相當於4千卡的熱能。

4. 蛋白質可調節人體生理功能

人體是一個複雜、精密細緻又具有高效率的有機體，許多在體外需要高溫、高壓和長時間才能完成的化學反應，可以在人體內以37℃的常壓下瞬時完成，主要靠的就是**體內酶**（包括輔酶）的催化作用。

人體內有數以千計的各種功能酶，各司其職，完成催化和調節等不同的生理生化功能。而蛋白質是組成酶的主要成分，如果蛋白質的供應充足，各種酶的合成正常，體內消化、吸收、代謝等生理生化功能就會如常，進而精力充沛、不易生病；反之，若酶的合成不正常，身體功能下降，就容易出現各種各樣不同的健康問題。

此外，蛋白質也是人體內激素和細胞因子的主要原料，它們具有調節體內各器官生理活性和細胞因子網絡的資訊傳遞等多重功能，這些成分都是人體正常生理功能的調節劑，缺乏時會造成人體生理功能的缺失，人的健康就會受到嚴重的危害。

5. 蛋白質的免疫作用

免疫系統是人體內的「保安部隊」，是一個既複雜又精細的系統，由多種免疫器官、免疫細胞和免疫分子組成，共同執行免疫的防禦、監視以及自穩等功能，並靠細胞因子網絡精密的資訊傳遞系統，調控和監督各種功能準確進行。

而免疫器官、免疫細胞和免疫分子的主要組成都離不開蛋白質，當蛋白質充足時，這支「部隊」就很強大——功能健全、調

度自如、儲備充足、資源補充迅速，一旦身體有需要時，免疫系統就可在短時間內快速增殖，以維護身體的健康。

6. 蛋白質的修復和更新作用

人體是個開放系統，每時每刻都會受到外界的傷害，但人體生來具有強大的修復能力，只是這種修復需要優質的營養素，特別是要有優質的蛋白質。同時，人的身體大約由210種、總量約100兆個的細胞所組成，細胞是生命的最小單位，隨時處於永不停息的新生、成長、衰老、死亡的新陳代謝過程中。人體每天約有240億個細胞需要補充和更新，也都需要優質的營養素充當原料，缺少蛋白質身體就不能有效地進行更新和修復。

一般來說，年輕人的皮膚表皮約二十八天更新一次，而胃黏膜約三天就會全部更新，若一個人蛋白質的攝入、吸收、利用都很好，那麼皮膚就會有光澤且富有彈性。反之，若營養缺失，則會經常處於**亞健康狀態**（※註），組織受損後，包括外傷，也不能得到及時和有效的修補，便會加速有機體功能衰退，因而衍生出許多功能退化性疾病。

小麥胚蛋白營養No.1

衡量一種食物的蛋白營養價值有許多種方法，較早期有生物

※亞健康狀態：身心處於健康與疾病之間的低質量過渡狀態，世界衛生組織稱其為「第三狀態」。

價值標準法（BV法），它是透過測定蛋白質的氮在人體中的保留情況，來評價蛋白質的利用率，而目前常用的國際標準是按照胺基酸校正的蛋白質消化性指標（PDCAAS），這些方法較常用在專業的評估中。

對一般民眾而言，可根據以下簡便方法來評量，主要標準是**該食物蛋白質的含量是否高、八種必需胺基酸是否齊全、組成比例是否得當、是否容易消化吸收與能否同時吸收到位等。**

蛋白質按其組成和品質的不同，通常可分為不完全蛋白質、半完全蛋白質和完全蛋白質等三類。

不完全蛋白質所含的必需胺基酸種類不全，品質也不好。如果用它作為膳食蛋白質的唯一來源，既不能促進生長發育，維持生命的作用也很薄弱。例如玉米中的玉米膠蛋白、動物結締組織中的膠原蛋白以及豌豆中的球蛋白等。

半完全蛋白質所含的各種必需胺基酸種類基本齊全，但含量不一，相互之間的比例也不太完美。如果以它作為唯一的蛋白質來源，雖然可以維持生命，但促進生長發育的功能較差。如小麥和大麥中的麥膠蛋白就屬於這類。

完全蛋白質所含的必需胺基酸種類齊全，數量充足，而且各種胺基酸的比例與人體需要基本相符，容易吸收利用。完全蛋白質不但可以維持成年人的健康，對兒童的成長和老年人延年益壽均有很好的保健作用。飲食中的肉、蛋、奶、大豆和小麥胚中的蛋白多屬於此類，特別是小麥胚蛋白更是出類拔萃。

小麥胚蛋白的營養價值很高。據現代科學研究測定，小麥胚的蛋白質含量為31%以上，是一種優質、完全的蛋白質，八種必

需胺基酸齊全，組成比例也很好，其蛋白質的含量比米、麵高出6～7倍、是雞蛋的2～3倍，其中含有18.9％的球蛋白，12％的麥醇溶蛋白，麥穀蛋白介於0.3～0.37％之間，是很重要的優質穀物蛋白資源，特別是一般穀物中短缺的離胺酸，每100g含量就高達1850mg，比大米和麵粉高出十倍以上，正好彌補了主食中其數量不足的問題。

離胺酸是米飯和麵類的第一限制胺基酸，有研究指出，在主食的米麵中加入1g的離胺酸，相當於加入10g可利用的蛋白質，可見其重要。而小麥胚和肉蛋奶大豆等的蛋白雖然都是完全蛋白，但如果從整體食物來評估，則小麥胚會更勝一籌。

肉蛋奶等的蛋白雖然都是完全蛋白，但因其多含有飽和脂肪酸和膽固醇，特別是現代禽畜養殖業大量使用抗生素、荷爾蒙及其他合成添加劑的飼料，在攝入這些完全蛋白的同時也會攝入許多不健康成分。大豆雖然比肉蛋奶安全，但也因為含有較高的嘌呤和一定數量的蛋白酶抑制劑，不但會影響蛋白質的消化，也容易增加體內尿酸的累積。

相較之下，小麥胚蛋白不但含量高、質量好、配比恰當，而且不含抗營養或不良成分，含有豐富的多種類、多功能營養成分，和蛋白質一起發揮協同作用，真可稱作是最完美的組合。

現代人多缺乏優質蛋白質

現代人的飲食，常常著重於色香味感官的享受，而忽視營養的需求，食物加工越來越精細，尤其在快速、方便的訴求下，食

物常常經過許多預處理、深加工和長時間的保存，致使許多營養素流失嚴重。

正常情況下，**人類攝取的蛋白質有60%來自主食的米和麵類，但米和麵的蛋白質並不是完全蛋白**，其中八種必要胺基酸中本來就缺少離胺酸，不夠均衡，再加上爲了追求好的口感，把胚胎、麩皮、米糠等營養素都去掉，營養素大量流失。生活改善後，我們餐桌上的菜餚越來越豐富，但遺憾的是我們的飲食卻越來越不均衡。

新近有研究指出，人類正面臨前所未有的營養紊亂和營養失衡。據統計，30～45歲的男性中，竟有高達65%的人營養失衡，其中30%的情況已達嚴重等級。總的來看，現代飲食是脂肪和精緻加工的主食變多，而雜糧蔬菜和優質蛋白質變少，也就是說維生素、礦物質和優質蛋白質有嚴重不足的情況。

營養學家們公認，人體每天的能量約有10～30%來自蛋白質較爲合理，以一個體重60kg的成人來說，一天需要的純蛋白約爲48g，若以其吸收率爲80%，每天需要攝取60g蛋白質才足夠。一個雞蛋的蛋白質含量約7g，一天要吃將近九個雞蛋才能滿足需要；若是牛奶則要1700g、牛肉350g、羊肉300g、豬瘦肉250g……。事實上，我們絕不可能如此選食或吃下這麼大的食物量，因此蛋白質的攝入遠遠不足。

加上許多人吃素或是爲了瘦身，這也不敢吃那也不敢吃，在減少脂肪攝入的同時，蛋白質的攝入也相對減少了。更重要的是，直至今日，大多數的醫生或是營養師只注重蛋白質的量，而忽略了它的品質，當我們攝入的蛋白質多數不夠優質，就會出現

營養學上的**短板效應**（※註），不但利用率不高，反而會引發出許多不良的效果。

以蛋白質為例，人體必需的蛋白質有八種，並有適當合宜的分配比例。舉例來說，就像一個木桶，由八根桶梆組成，可是桶梆的高低不一，我們主食中的離胺酸就是那根短的桶梆，人體只能根據離胺酸的含量，按比例合成能利用的蛋白質，多餘不按比例的胺基酸就會成為過剩品。過剩品堆積在身體中會轉化為脂肪，因而使人發胖。

當然肥胖的原因還有許多，除了吃得多、運動量不足之外，脂肪代謝酶不足代謝障礙、體內C反應蛋白增多，導致瘦素拮抗、堆積，調控食欲機制失靈等也是造成因素。但所有這些因素都直接或間接被證實——與優質蛋白質供應不足有關，因為幾乎所有肥胖的人，蛋白質都不足。主要蛋白質缺乏的族群，如素食主義者、兒童、老人、習慣鍛鍊身體的人、長期節食或吃太多垃圾食品的人。此外，面臨生病、受傷、感情遭受重大打擊等情況也都會引起蛋白質的需求增加。

蛋白質缺少，會加快肌肉耗損、導致脂肪肝、免疫系統功能等的退化。在嬰兒和兒童的成長期發育會因而受阻，進入中年後，若肌肉減少，脂肪增多，則會引發嚴重的肌少症。婦女往往

※短板效應：又稱為木桶理論，出自於管理學。指用一個木桶來裝水，當所組成的木板參差不齊時，那麼它所能裝下的最大水容量，不是由木桶中最長的木板所決定，而是由其中最短的木板。我們的身體健康同樣亦取決於各營養元素間足夠的量，與其彼此的配合程度。

比男性更容易缺乏蛋白質，也會因此出現骨質密度降低、胰島素活性減弱、頭髮乾枯變黃變細，末端分叉，甚至大量掉髮的情形，皮膚也較易沒有光澤、鬆弛，臉上長斑、長皺紋、衰老、疲勞，總是困倦想睡覺，甚至造成記憶力下降、全身器官功能（包括性功能）減退等。

而小麥胚芽具有其他動植物蛋白難以相比的優質全蛋白營養成分，其脂肪和蛋白含量豐富，活性分解酶的含量也較高，因而易使全穀米和全麥麵粉的加工產品較精米精麵容易腐壞，口感也略遜一籌。

可幸的是，食品加工業經過多年的探索已研究出兩全其美的辦法：先將胚芽和麩皮提出，經**殺酶處理**後磨粉，食用時再將細粉加入，或將其直接加入牛奶或飲料中食用，既保留了全麥的營養成分、延長了保存期限，又獲得較好的口感，是一個很好的處理方式。

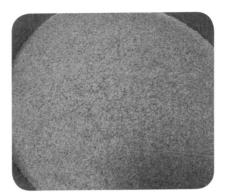

圖5-1　加工後的小麥胚芽粉

特別需要注意的是，**單純的精米精麵製品，升糖指數都較高，長期食用易引發糖尿病等代謝綜合症**，所以建議每天補充適量的小麥胚芽，以恢復全麥的全營養作用，否則長期之下，營養即有可能失衡。

小麥胚芽富含天然維生素E

　　小麥胚芽是小麥的胚胎，營養全面均衡，含有極其豐富的營養成分及微量生理活性物質。其中含有多種天然的維生素，特別是維生素E，含量高居食物之首。從小麥胚芽中提煉出來的小麥胚芽油，每100g含有220mcg的維生素E，是豆油的13倍、魚油的4倍多，也是迄今已知維生素E含量最高的天然食品之一。

　　尤其，**小麥胚芽油所含維生素E具有高純度、高含量、種類全等特點，屬於天然全價維生素E**（即維生素E的 α、β、γ、δ 四種類型均具備），其中 α-維生素E的含量特高，易被人體吸收、活性最強，不僅比其他的植物性食品要高，質量更非化學合成品所能相比。

維生素E家族

　　維生素E又名生育酚或產妊酚，是所有具有 α-生育酚、三烯生育酚及其衍生物的總稱。1922年首度發現，更在四十年後被證實為人類必要的營養素之一。維生素E在食用油、水果、蔬菜及糧

食中均存在，是非常重要的抗氧化劑。

　　其結構式，一類含有三個首尾相連的類異戊二烯側鏈的多甲基化6-色原烷醇，另兩類具有維生素E生理活性的生育酚和三烯生育酚，它們化學結構的差異在於後者的結構中有三個雙鍵，而根據母核上甲基的數目和位置不同，每類中又分為 α、β、γ 和 δ 四種亞型，共有八種化合物。以下為二者的結構簡式：

生育酚（Tocopherol）　　　　三烯生育酚（Tocotrienol）

表5-1　不同亞型的生育酚與三烯生育酚，生育活性之比較

衍生物	R^1	R^2	R^3	活性比
α	CH_3	CH_3	CH_3	100
β	CH_3	H	CH_3	50
γ	H	CH_3	CH_3	10
δ	H	H	CH_3	1

　　α-生育酚結構含甲基最多，是自然界分布最廣的維生素E，也是大鼠生育試驗中生物活性最高的維生素E。隨著苯環上的甲基減少，雖然抗不孕的能力降低，但生育酚抗氧化活性結構的特點

與抗不孕活性不同，在細胞膜表面，三烯生育酚的抗氧化作用要比生育酚高40～60倍。

有研究指出，抗氧化最有效的維生素E是δ-生育酚，而抗不孕最有效的是α-生育酚。膳食中的維他命E主要為天然的α-生育酚，僅有一個異構體，三個旋光異構位的構型均為反式的R型（表示為RRR），其活性以RRR-α-生育酚當量（α-TEs）表示。1mg的α-TEs相當於1mg的RRR-α-生育酚活性，在計算膳食中天然維他命E的總α-生育酚當量時，應將各種不同的生育酚或三烯生育酚乘上各自的當量活性比，如α-生育酚是乘以1、β-生育酚乘以0.5、γ-生育酚乘以0.1、δ-生育酚乘以0.01，α-三烯生育酚乘以0.3等，總當量即為它們的和。

合成的α-生育酚則是八種立體異構體的混合物，從其旋光特性命名為全-消旋-α-生育酚（dl-α-生育酚），合成的dl-α-生育酚抗不孕相對活性為α-TEs的74%，根據混合物的組成不同，其總生物活性較α-TEs相差甚遠。除天然維生素E的八種異構體外，合成品中尚有半合成和全合成的多種酯類，它們價格便宜，但生物活性卻較天然品低得多。

關於維生素E生物活性的表達方式十分複雜，除了和母環中取代甲基的數目和位置有關之外，還和非對應異構體的不同以及有機體所處病理或生理狀態密切相關，其研究指標更有抗不孕、抗氧化和信號傳輸的不同，雖然不少構效關係缺乏數據，尚難作出明確的等效對比，不過全天然、以α-生育酚為主，並包含多種異構體亞型是公認較好的來源。如麥胚中的天然維生素E，其生理活性效能幾近合成維生素E的30倍。

維生素E的生理功能

　　維生素E跟所有細胞的正常代謝都有關係，所以如果體內維生素E供應不足，就會影響多種器官和系統的運作。維生素E和多種營養素以及內源性功能因子共同組成一個複雜的防禦系統，以保護有機體免於受到代謝時潛在的氧化損傷和體內環境中所發生的其他氧化問題。而維生素E除了抗氧化功能外，近年許多研究還證明其有調節基因表達和信號轉導的非抗氧化劑功能，並認為這是維生素E更為重要的作用。詳細說明如下。

1. 維生素E是一種生物抗氧化劑

　　維生素E的主要生理功能是生物的抗氧化性，它對有機體所有細胞和細胞膜都有重要的保護作用，因而能維持細胞膜的完整性與流動性，維護細胞正常功能的發揮。維生素E的抗氧化能力還包括還原自由基，也就是說，它能保護有機體免於受到活性氧化劑的傷害。

　　研究證明，細胞內的自由基在正常情況下可通過共價鍵均裂或單價電子轉移反應產生。據估計，吸入的氧氣中有5%會被代謝生成活性氧，即單電子和雙電子的超氧自由基和過氧化氫，而活性氧可以透過正常氧化代謝物，或微粒體中細胞色素氧化酶P450經由微粒體電子轉移的反應或是活化巨噬細胞的呼吸爆發而產生。超氧自由基和過氧化氫原本都沒有高的反應活性，但這兩種自由基與金屬離子，特別是二價的鐵和銅離子接觸時，就會和金屬離子反應，生成高活性的羥自由基，並催化過氧化氫或脂肪醯

氫過氧化物的分解，生成多種自由基，因而引起一系列的連鎖反應，對DNA、蛋白質、脂質和細胞膜等造成多重傷害。

2. 維生素E的非抗氧化功能

90年代初期，人們發現維生素E具有抑制細胞增殖、抑制蛋白激酶C的活性功能，近年更發現維生素E具有以下兩方面的非抗氧化作用。

（1）轉錄調控作用

維生素E能誘導調控某些基因表達，這些被調控的基因包括生育酚轉運蛋白和細胞色素P450、脂質吸收時的清道夫受體、多種胞外蛋白、炎症反應和細胞黏附因子、細胞信號轉導和細胞調控因子等。潛在的調控機制或許還包括抗氧化劑應答元件和轉錄生長因子應答元件，新近一種生育酚依賴的轉錄因子也被檢驗證實，種類繁多。

（2）信號轉導作用

生理濃度的 α - 生育酚能抑制蛋白激酶C、5- 脂質過氧化酶A2，並激活蛋白質磷酸化酶A2以及甘油二酯激酶，這些反應能透過翻譯後機制發揮作用。這些信號可抑制不同細胞的增殖，從而抑制炎症反應、細胞黏附、血小板聚集和平滑肌細胞的增殖等，對炎症和血液循環有很大的調節功能。

3. 助孕作用

　　1922年，美國科學家伊萬發現，雄性白鼠生育能力下降、雌性白鼠易於流產都與缺乏一種脂溶性的物質有關。1938年，瑞士化學家卡拉合成了這種物質，命名為生育酚，即維生素E。生育酚能促進性激素分泌，使男性精子的活力和數量增加，女性雌性激素濃度增高，因而能提高生育能力、預防流產，同時還可防治更年期綜合症的發生。

　　維生素E和其他營養素不同，不僅基本無毒，而且扣除其治療時所需的劑量後對人體仍然有益，生物功能廣泛且性質複雜，在各種對抗氧化損傷性的疾病中具有安全性和實用性，在基礎醫學、臨床醫學以及公共科學領域中都引起了極大的研究關注。

維生素E的臨床應用

　　維生素E對所有細胞的代謝都有重要作用，目前已經由動物試驗證明，維生素E供應不足會導致生殖障礙、肌肉營養不良、神經系統功能異常、循環系統損害、腦部軟化、肝臟壞死以及溶血性貧血等一系列損傷。

　　臨床上經常補充維生素E於多種疾病的防治，輔助治療一些中老年疾病，如高血脂、動脈硬化、更年期障礙、貧血、肌肉營養不良等，並能延遲老化、避免腦中風、心肌梗塞、心臟病、肺氣腫、增強免疫系統、提高生育能力、促進人體新陳代謝、增加耐力，維持體內正常循環功能；同時因其為高效的抗氧化劑，可保

護生物膜免遭氧化物的損害，維持骨骼、心肌、平滑肌和心血管系統正常等功效，分別說明如下。

1. 美容美白

維生素E能幫助肌膚抵禦氧化壓力以及多種物理化學品的傷害，尤其身在都市，天天受到環境污染，加上來自生活、工作、課業各方面的壓力，無法維持正常的作息時間，老化腳步便會加速。而高含量的維他命E，能加強皮膚的結締組織，增進血液循環及保持皮膚彈性，將因日曬、污染、壓力所產生的自由基消除，保護肌膚組織，從內養生美容，讓肌膚不會過早出現細紋和鬆弛，促進皮膚微血管循環，讓皮膚中的血液永遠明亮乾淨，臉色看起來自然紅潤有活力。

小麥胚芽油中所含的維他命E，可以減少受傷或手術所造成的疤痕，且對青春痘痘疤、乾性皮膚、黑斑也有一定的效果。被科學家譽為「青春之泉」的天然維生素E，作為最重要的脂溶性天然抗氧化劑之一，除了保護細胞膜免受自由基的氧化損傷外，還能從內加固肌膚的天然保護屏障，帶來祛斑養顏、鎖水滋潤、活膚防皺的三重美麗效果。

2. 延緩衰老

近年來，維生素E廣泛應用於延緩衰老的進程，科學家們發現脂褐素的生成與脂類氧化有關，維生素E可防止脂類氧化，從而抑制衰老，防止脂褐素沉著於皮膚。消除細胞中的脂褐素可減少老人斑的沉積、改善細胞的正常功能、減慢組織細胞衰老。美國依

利諾斯大學的柯立頓博士經過二十年的實驗，證明小麥胚芽及小麥胚芽油的確能增強人體耐力，具有延緩衰老、提高免疫力的作用，是對抗人類衰老十分有效的抗氧化劑。

3. 預防老年失智症

阿茲海默症（老年失智症）與血液中維生素E的整體含量有關，**維生素E含量較高的老年人罹患阿茲海默症的機率較低。研究人員指出，維生素E的整體含量是指維生素E家族中所有八個成員的共有數量，並不僅僅指生育酚（維生素E）**，但過去研究多只注重生育酚，而忽視了其他成員的作用。

有一個包含232名八十歲以上的老人參與的研究計畫。剛開始時，這群人中並無人罹患阿茲海默症，但在隨後的六年裡，陸續有五十七人被診斷患有阿茲海默症。研究人員遂將血液中維生素E含量最高和最低的人進行分析對比，結果發現前者罹患阿茲海默症的機率要低於後者。在考慮其他可導致阿茲海默症的因素後，研究人員認為，如果血液中維生素E處於較高水準，老年人患阿茲海默症的風險可降低45～54%。研究人員同時說明，老人所服用的維生素E補充劑中僅含生育酚，而沒有其他亞型的維生素E。此項研究發現的意義在於，如果服用只含有大量生育酚的維生素E補充劑，不僅達不到預期效果，反而會帶來許多不良後果。

4. 預防感冒

有項針對養老院裡的老年人在補充維生素E後，感染感冒以及其他上呼吸道疾病的研究。結果發現，在補充維生素E後，感染概

率確實明顯降低。

在這項研究中，451名美國波士頓養老院的老人被分為兩組，一組連續十二個月每天服用維生素E，另一組服用替代品。一年之後，研究人員統計了這些老人罹患呼吸道感染的次數。結果顯示，在服用維生素E的這一組老人中，罹患呼吸道感染，尤其是上呼吸道感染的概率比另一組低。同時，**維生素E對預防上呼吸道感染的效果更明顯！** 上呼吸道感染一般多由病毒所引起，而維生素E只在針對病毒性感染時可以起到保護性作用，對細菌感染的幫助不大。

這個發現對老年人的意義十分重要。因為在養老院居住的老人很容易罹患感冒，呼吸道感染也正是造成老年人體弱和死亡的最主要因素之一。他們在年輕人身上同樣做了類似的實驗——服用足量的維生素E補充劑。結果發現，維生素E也同樣提高了年輕人免疫系統的能力。

5. 治療非酒精性脂肪肝

在脂肪肝的形成過程中，脂質過氧化是很重要的一環。維生素E是目前最常用的抗氧化劑之一。有個對247名成年非酒精性脂肪肝患者進行九十六週維生素E攝取的分組研究，結果發現約有43%的患者得到了明顯的改善，而服用安慰劑的對照組僅為19%。

美國國家糖尿病、消化系統疾病和腎病研究所等醫學機構大力讚揚維生素E的治療效果：「維生素E將成為治療非酒精性脂肪肝的新武器。」但目前研究仍只停留在可於醫生的指導下，使用維生素E治療脂肪肝的階段，亦即只能用於沒有糖尿病和心血管疾

病等「相對健康」的人身上。

6. 預防嬰兒溶血性貧血

有研究認為，早產嬰兒溶血性貧血應與維生素E缺乏有關。臨床觀察顯示，早產兒發生溶血性貧血時，以 α - 生育酚治療維生素E缺乏所產生的水腫、過敏和溶血貧血後，症狀隨即消失。因此為了使胎兒體內貯存一定足量的維生素E，建議孕婦每日應多增加2mg的維生素E攝取量。

7. 用於抗癌

維生素E抗癌的效果，過去由於實驗方法和所用的維生素E亞型不同，一直存在一些爭議，但最近一些較為嚴謹的臨床研究再次證明其有不可忽視的抗癌作用。

美國國家衛生研究院癌症（癌症食品）研究中心期刊的最新研究報告指出，芬蘭抽煙者血中維他命E含量夠高時，罹患肺癌風險可降低19～23%。由於芬蘭當地本來就習慣吃全麥或全穀食物，而這些食物又含有豐富的維他命E，因此可以作為芬蘭人血液中維他命E含量較高的解釋。研究人員共對29,133位白人男性抽煙者進行血液測試，這些人的共通點是每天補充50mg的維他命E及20mg的維他命A，平均七·七年之久。結果顯示，這些人罹患肺癌的風險降低了40～50%。

由於**抽煙會促進體內游離自由基的產生，使老化速度加快，癌症病變速度也加快。**而維他命E能夠清除過多的游離自由基，不但可以減緩抽煙者的老化速度，還能有效預防癌症發生。

雖然過去的研究顯示，從維他命補充劑中攝取純化的維他命與從天然食物中攝取的維他命，在保健功效上會有差異，但這是因爲食物中同時含有多種成分的營養，可使維他命發揮更大的保健效果，仍不可忽視維他命補充劑對人體健康帶來的正面影響。

最新的維生素E抗癌臨床研究，是用維生素E琥珀酸酯來治療胃癌，證明出其能選擇性地抑制乳腺癌、前列腺癌等多種腫瘤細胞生長、明顯抑制癌細胞的生長速度與DNA合成、促進胃癌細胞分化和誘導細胞的凋亡，且對正常細胞沒有不良影響。此外，治療方式並非透過抗氧化活性來實現抗癌作用，而是可能經由信號傳導的途徑來遏制胃癌發生與發展。

8. 用於抗氧化

體內自由基清除不力、氧化壓力增高、慢性炎症持續存在，是老化加速與多種退化性疾病產生的主要原因。維生素E能清除自由基、減低體內氧化壓力、協同其他器官清除體內炎症、有效防止多元不飽和脂肪酸及磷脂質被氧化，故可維持細胞膜的完整性，並保護維他命A不受氧化破壞，加強效用，防止血液中的過氧化脂質增多，因而有利於延緩衰老、減少心腦血管等多種退化性疾病的產生。

9. 清除瘢痕和纖維化

慢性炎症的兩個致命後果是會導致癌症和器官纖維化（硬化），而瘢痕也是傷口纖維化的一種特殊形式。臨床研究證明，天然維生素E能有效消除瘢痕、使手術切口平滑癒合、讓燒傷的皮

膚長得近乎完美。

其主要原因就在於，天然維生素E能降低細胞的耗氧量、改善局部血液循環、抑制生成纖維細胞產生膠原纖維而有利於瘢痕的消除。器官的纖維化，例如肺心病的肺部病變、肝硬化、尿毒症的腎臟病變等，本質上都是在慢性損傷的基礎上形成疤痕，所以使用維生素E和其他營養素可從根本上解決這些致死率極高的疾病，尤其在病狀早期時治療，效果極佳，甚至會無限期延緩這些疾病的復發和進展，肝硬化有可能可以達到完全治癒的療效。

此外，常飲用以氯消毒的自來水的人也必須多攝取維生素E；有服用避孕藥、阿斯匹靈、酒精、激素的人和心血管疾病、帕金森氏症患者、孕婦和中老年人也要多補充維生素E，特別值得注意的是，發育中兒童的神經系統對維生素E缺乏很敏感，若缺乏時不及時補充治療，可能會快速反應在神經方面。

日常食物中，小麥胚芽、豆類、菠菜、蛋、甘藍菜及一些堅果類都富含天然的維生素E，特別是小麥胚芽具有高純度、高含量、種類全等特點，屬於天然全價維生素E。**補充維生素E，最好是補充天然全價維生素E，而非合成的維生素E，兩者不但效價相差甚遠，合成維生素E還會對許多特殊病例有去脂化困難的問題，**營養無法完全吸收進人體中。在一般健康人體內，合成的半人造維生素E主要是在肝臟去酯化後吸收，需要數日才能完成，但早產兒、年邁者或某些特殊患者卻不能把人造與半人造維生素E去酯化發生作用，因此補充「何種維生素E」也是重要的問題，選擇好產品才不會花冤枉錢，又得不到保健效果。

5-3

小麥胚芽降血脂的祕密：
二十八碳醇

多效高效的天然脂肪醇

在小麥胚芽許多的功能性成分中，二十八碳醇因其有安全、高效、多效等特點，格外令人重視。二十八碳醇為含有一個羥基的高級脂肪醇，呈白色結晶，幾乎不溶於水。雖然在許多植物蠟內均含有二十八碳醇，但含量甚微，小麥胚芽的含量則較為豐富，每100g小麥胚芽和小麥胚芽油分別含有10mg和100mg的含量。在小麥胚芽油中，二十八碳醇主要會與脂肪酸結合，以酯的形式存在。

二十八碳醇是一種天然存在的一元高級脂肪醇，又名二十八烷醇（Octaco-sanol），俗名蒙旦醇（Montany alcohol），日本又稱高梁醇（Koranyl alcohol），1937年，國外學者首先從小麥胚芽油中分離取得。剛開始被認為是一般植物都廣泛存在的一種蠟質，無甚特殊，但自從發現它可治療生殖障礙後，就引起了學者們的注意。特別是1949年後，美國依利諾斯大學的T.K.Cureton博士等花費了二十年的時間，對894名體育專科生（如游泳、摔

跤、田徑等）和美國海軍、潛水員等多種族群進行了四十二個項目的測試研究，確定二十八碳醇具有增加體力、提高肌肉耐力、反應敏銳性、登高動力與基礎代謝能量、消除肌肉痙攣、增強心肌功能、降低血壓、刺激性激素、促進脂肪分解等多種功能，爲二十八碳醇的開發與利用奠定基礎，從而開始更廣泛地得到重視。

近年來針對二十八碳醇，更有許多深入的研究和臨床應用，特別是在降血脂、抗疲勞、保肝、保護心血管、改善性功能、預防骨質疏鬆和美容等方面得到相當多的肯定。

二十八碳醇的保健功能

1.調節血脂

高血脂症是指血液中各種脂類物質的含量高於正常值，其中最重要的是總膽固醇（TC）和三酸甘油脂（TG）超標，是體內血脂代謝紊亂的重要徵兆。血脂代謝紊亂不全表現在高數值上，如常見的B亞型血脂譜，主要的表現就是低密度膽固醇、極低密度膽固醇和三酸甘油脂都升高，而高密度膽固醇卻較低。

臨床上的高血脂症是指人體血漿中的脂肪物質（如三酸甘油脂和膽固醇等）其中一種或多種超過正常範圍的病症。高血脂症一般分爲**高膽固醇血症**、**高三酸甘油脂血症**和兩者都超過正常值的**混合性高血脂症**。由於血漿中的脂肪物質必須與蛋白質結合成複合物才能運轉全身，因此高血脂症常表現爲**高脂蛋白血症**。

血脂過多，血液的黏稠度就高，被氧化後很容易在血管壁上

沉積，逐漸形成動脈粥樣斑塊而導致血管堵塞，使血流變慢，嚴重時甚至血流會被中斷。這種情況如果發生在心臟，就會引起冠心病；發生在腦，就會出現腦中風；如果堵塞在眼底血管，將導致視力下降、失明；發生在腎臟，就會造成腎動脈硬化、腎功能衰竭；發生在下肢，則會出現肢體壞死、潰爛等等。此外，高血脂也可能引發高血壓、膽結石、胰腺炎，並加重肝炎、男性性功能障礙與老年失智等多種疾病。全世界約有70%的老年人患有高血脂症，每年死於由此而引發的心血管疾病的人數高達一千五百萬人。

二十八碳醇雖源於食品，卻具有可靠的降脂作用，且用量少、安全，副作用也很少。它不但可有效代替目前常用的他丁類降脂藥，而且在許多方面，甚至比他丁類藥物更優越。許多動物試驗和臨床試驗都證明它比他丁類藥物更為優異的療效表現。如1999年Castanog用雙盲隨機試驗，研究觀察了二十八碳醇和降脂藥物「普伐他丁」對老年高膽固醇血症患者脂相的影響，在60～80歲、性別比例均衡，且都有高膽固醇血症病史的患者身上，受試者先攝入六週的低脂膳食，然後二十八碳醇和普伐他丁按每天10mg的劑量給藥八週。

結果發現，二十八碳醇在降低低密度脂蛋白膽固醇、高密度脂蛋白膽固醇比例、總膽固醇和高密度脂蛋白膽固醇比例方面，比普伐他丁更有效，而且還有增高高密度脂蛋白膽固醇的作用。二十八碳醇雖然和他丁類藥物一樣對受試者的三酸甘油脂變化影響不顯著，但是二十八碳醇停藥後卻沒有反彈現象。

研究者認為，雖然這兩種藥物都是安全有效的，但普伐他丁

會誘導血清轉胺酶明顯緩升，有肝中毒的危險，還會誘導血清肌酸磷酸肌酶水準增高，導致肌炎的可能，因而認為在治療II型高膽固醇血症和前期冠狀動脈硬化方面，二十八碳醇比普伐他丁藥物更加適合。

2001年Fernandez JC等對二十八碳醇和氟伐他丁的降脂效果進行對比研究時，也有類似的結論。他認為兩者雖然都有效，但部分服用氟伐他丁的受試者可見皮疹、胃痛、視力模糊、噁心等副作用，更重要的是同樣發現他丁類藥物增加轉胺酶、導致肌肉萎縮等嚴重的安全性問題。

Pons P等研究者透過六週和八週的試驗，研究了二十八碳醇對II型高膽固醇血症患者的治療效果，結果表明5mg／d（每日5毫克）和10mg／d（每日10毫克）的劑量可以分別把血液中的低密度脂蛋白膽固醇降低18％和22％，總膽固醇降低13％和16％。如果劑量增至20mg／d（每日20毫克），更可使低密度脂蛋白膽固醇降低30％，低密度脂蛋白膽固醇和高密度脂蛋白膽固醇的比例同樣也降低30％。

較長期的研究還發現，5mg／d和10mg／d的劑量服用一年和10mg／d的劑量服用兩年以上，二十八碳醇的降脂效果都持續地很好，最好的情況甚至可超過六～八週的短期試驗數據，而且高密度脂蛋白膽固醇的升高，比含有脂蛋白的載脂蛋白B的降低速度要慢得多。長期試驗中5mg／d和10mg／d的劑量則沒有顯著的效果差異，也就是說，低劑量5mg／d已有足夠療效。

目前西醫臨床上常用的降血脂藥是他丁類皇牌藥，這類藥物包括美伐他汀（Mevastatin）、洛伐他汀（Lovastatin）、阿托

伐他汀（Atorvastatin）、辛伐他汀（Simvastatin）、普伐他汀（Pravastatin）、氟伐他汀（Fluvastatin）等多種，是一類羥甲基戊二酸單醯輔酶A（HMG-CoA）還原酶抑制劑，HMG-CoA還原酶是體內膽固醇合成中關鍵的限速酶，遭受抑制就會使體內合成的膽固醇減少，所以這類藥物有明顯的降血脂效果，也是目前西醫臨床上最常被使用的降血脂藥。

然而這類藥物的副作用卻不少，如肌炎和其他一些肌肉反應、頭痛、胃腸反應（腹痛、腹瀉、消化不良等），以及感覺肌肉無力、皮疹、血管神經性水腫、影響肝功能、引發肝炎等，罕見的副作用還包括關節疼痛、記憶力喪失和肌肉痙攣等等。對有腎功能衰竭或飲酒較多的人一般認為更不宜使用，否則會對他們的肝功能造成極大傷害。這類藥物中有些還會引起橫紋肌溶解綜合症候群、肌紅蛋白尿和腎功能衰竭等，已導致數十人死亡。

此外，此類藥物服用時還有一些禁忌，如葡萄柚包含黃酮類化合物柚皮素（naringenin）和呋喃香豆素類化合物佛手柑素（bergamottin）等，它會抑制肝細胞色素P_{450} 3A4（CyP_{450} 3A4）、影響這類藥物的代謝，使毒性增加。更重要的是這類藥物在抑制HMG-CoA還原酶減少膽固醇合成的同時，也會抑制體內輔酶Q_{10}（CoQ_{10}）的合成，對心血管及抗氧化等都會帶來不利的影響。此外，該類藥物在發酵生產過程中，若工藝不良，還會帶來極少量的有毒成分橘黴素（citrinin），該成分對肝腎有很強烈的毒性，並有潛在的致癌危險。

2. 增強體力、抗疲勞

　　二十八碳醇是世界公認的抗疲勞物質，能增強體力、耐力和精力，提高肌肉力量（肌肉機能）、改善肌肉疼痛、減少肌肉摩擦、縮短肌神經反應時間、提高反應敏銳性、強化心臟機能、提高氧氣輸送能力、減少需氧量……等。也就是說，二十八碳醇在增強人體運動機能方面，表現尤其突出。

　　動物實驗結果顯示，二十八碳醇可以大幅增加小鼠的游泳時間、增強小鼠肌肉中的ATP（三磷酸腺苷）含量，並減少糖原含量。人體實驗結果也具有類似的作用，而且能在運動後表現出較低的血壓和心率。二十八碳醇可能會提高肌肉內游離脂肪酸的轉移活性，從而促進脂類分解、產生能量，以作為對運動的適應反應。

　　為探討二十八碳醇製劑對運動性疲勞大鼠生化及心肌抗氧化指標的影響，以「運動性疲勞大鼠」為模型，測定其血糖、血乳酸、血尿素氮、血睪酮（T）、皮質酮（C）水準、心肌超氧化物歧化酶（SOD）活性、丙二醛（MDA）含量及計算T／C比值，結果和運動疲勞組相比，補充二十八碳醇製劑組大鼠的血糖、血睪酮、T／C比值與心肌SOD活性顯著增強，血乳酸、血尿素氮、MDA含量則明顯降低，且效果優於丙酮酸—肌酸組。

　　結果認為二十八碳醇製劑，在提高運動性疲勞大鼠血糖水準、抑制蛋白分解、提高血清睪酮水準及防止心肌損傷等方面具有重要作用，是一種理想的抗運動疲勞營養補充劑。

　　自行車運動員的體力耐力試驗，也證明二十八碳醇有很好的

抗疲勞作用。在同樣的生活與訓練條件下，將二十六名優秀的自行車男運動員分成三組，即每日服用20mg組、40mg組和空白對照組，服藥時間為八週，取實驗前、實驗四週、實驗八週後運動員清晨空腹取靜脈血10ml，觀察血液中三酸甘油脂（TG）、總膽固醇（TC）、高密度脂蛋白（HDL）、低密度脂蛋白（LDL）、血睪酮（T）、皮質醇（C）和血清瘦素（leptin）等指標的變化。結果證明：

①兩個試驗組運動員的高密度脂蛋白濃度都升高、低密度脂蛋白的含量都降低，高密度脂蛋白／低密度脂蛋白的比值也升高。服用20mg組的運動員各指標的變化更為明顯（$P < 0.05$），而三酸甘油脂和總膽固醇的含量也略有升降，但變化較不明顯。結果說明，服用二十八碳醇製劑對調節運動員血脂代謝有非常重要的作用，可增強運動員的運動能力。

②與對照組相比較，兩個試驗組運動員的血睪酮水準變化十分明顯（$P < 0.01$）、睪酮／皮質醇的比值升高也有顯著性的差異（$P < 0.05$），而血清皮質醇水準的變化，20mg組與對照組的比較差異性十分顯著（$P < 0.01$），與40mg組相比也具有顯著性差異（$P < 0.05$）。空白對照組則無明顯變化。此說明服用二十八碳醇製劑能有效提高運動員的血睪酮含量、降低血清皮質醇濃度，從而提高T／C比值，可調節運動員體內分泌激素代謝的紊亂，提升整體運動能力，且小劑量組更為有效。

③服用20mg組運動員的血清瘦素水準變化顯著（$P < 0.05$），40mg組運動員的血清瘦素水準有所下降，但無顯著性差異，而空白對照組運動員的血清瘦素水準略有上升。說明服用二十八

碳醇可明顯降低血清瘦素水準，對調節運動員體內能量平衡有其功用。綜合所有研究結果顯示，服用二十八碳醇對提高運動員的運動能力有明顯作用，特別是適量服用，效果更佳。

3. 改善心肌和心血管功能

心血管疾病與抗凝血作用的動物試驗中，用含二十八碳醇的藥物餵飼大鼠，結果表明二十八碳醇可以減少心肌損傷的範圍，含二十八碳醇為主的高級醇混合物POL也具有抗血小板凝集的作用。在劑量為200mg／kg時，能顯著降低蒙古跳鼠由於大腦梗塞所引起的死亡率。阿斯匹靈是目前最常治療大腦局部缺血和血栓的藥物，研究發現，POL與阿斯匹靈具有協同作用，能顯著保護實驗動物由於POL參與前列腺素和凝血素的代謝途徑。

臨床上應用也證明含有二十八碳醇的藥物，對冠狀動脈心臟病患者進行長期治療後，治療進程能加快，這可能與改善心肌缺血的狀況有關。同時也證明二十八碳醇還能有效地降低收縮壓、有利於心血管疾病的防治。

4. 抗胃潰瘍

用一種含有二十八碳醇17.49％的高級醇混合物D-002餵飼大鼠，研究其抗潰瘍活性，結果顯示D-002對潰瘍表現有明顯的抑制作用。這種潰瘍發生的主要原因之一是胃酸作用，但實驗表明D-002與胃酸無關，具體機制仍有待學者繼續研究。

5. 保護肝臟

保肝研究發現，二十八碳醇對半乳糖胺和硫代乙醯胺所誘導的肝細胞毒害有明顯的抑制作用，對C Cl$_4$誘導的急性肝損傷也有明顯的保護效果。

6. 防治骨質疏鬆

二十八碳醇是一種多效的長壽因子，對骨質疏鬆的防治有協同作用。導致骨質疏鬆的原因很多，如缺乏雌激素、鈣的攝取和吸收能力下降、維生素D活性化障礙等等，而攝入二十八碳醇可提高骨質中鈣和磷的含量、增強骨質的機械強度、提高骨的**應力**（※註），有利於骨質疏鬆的防治。

7. 提升免疫功能

為研究二十八碳醇對有機體免疫功能和運動耐力的影響，以小鼠作為研究對象，將實驗動物均分為三組：杏仁露組、杏仁露加上二十八碳醇組和對照組，採用灌胃方式，十四天後以脾指數、遲發性變態反應、血清溶血素水準、B淋巴細胞和T淋巴細胞增殖指數和游泳時間作為觀察指標。

結果顯示，二十八碳醇可增強小鼠的SRBC-DTH（綿羊紅細胞所致足腫脹）水準、使脾指數增高，並可顯著刺激實驗小鼠脾內T、B淋巴細胞的增殖，增強其B淋巴細胞的溶血素抗體分泌、

※應力：外力作用於骨頭時，骨頭所作的反應。

延長小鼠的游泳時間。證明二十八碳醇確實可提高實驗動物的免疫功能和運動耐力。

8. 調節運動神經

透過臨床實驗評價二十八碳醇對帕金森氏症病人的效果。採雙盲試驗法，十位病情輕重程度不同的患者參與實驗。每天三次，每次服用一片5mg的二十八碳醇或等量的安慰劑，持續六週。結果三位患者情況有改善，一位患者服用二十八碳醇前後病情差異明顯，雖然此實驗最終因病例數量較少，無法在統計學上被重視，但還是支持了含有二十八碳醇的補充劑，對於輕微帕金森氏症病人有利的說法。

9. 調節性激素平衡

二十八碳醇是一種安全有效的功能性因子，能刺激性激素的分泌、改善性功能，既有利於強化運動員的體力，亦有利於男性性功能改善和女性性激素的調節與平衡，特別是更年期後的女性，對於改善更年期綜合症狀有明顯幫助。此外，二十八碳醇還能促進人體表皮細胞的血液循環、活化細胞，並能增強新陳代謝，有消炎、防治皮膚病（如腳氣、濕症、瘙癢、粉刺等）的功效。在安全性方面，根據小白鼠口服試驗，其LD_{50}（半數致死量）為18g／kg以上，安全性比食鹽（LD_{50}為3g／kg）還高，同時經小鼠精子致畸試驗、小鼠骨髓微核子試驗和Ames試驗（一種致畸試驗）等均呈現陰性反應。

二十八碳醇還有另一個顯著特點，就是用量極微且生理活

性顯著。根據日本油脂株式會社的報導，每人每天口服0.2mg的二十八碳醇，就能達到消除疲勞的目的；而為了增強體力和耐力，每天的口服量可增加到0.5mg；用於治療目的的用量則為5mg。每100g的小麥胚芽和小麥胚芽油分別含有10mg和100mg的二十八碳醇，亦即按日本研究的數據，每天只要食用5g的小麥胚或0.5ml以上的小麥胚芽油，就可表現出一定的效果。

二十八碳醇是一種天然的一元高級醇，主要以蠟酯的形式存在於自然界中。許多植物的葉、莖、果實或表皮，以及如蘋果、葡萄、廣棗、苜蓿、甘蔗、小麥和大米等食物中均含有二十八碳醇。米糠蠟、甘蔗蠟、亞麻桿蠟、高粱蠟、豌豆表皮蠟、蟲白蠟、蜂蠟、葡萄表皮蠟、巴西棕櫚蠟、向日葵蠟、蟲膠蠟、鯨蠟、魚卵脂質、羊毛蠟等都富含二十八碳醇。

小麥胚芽雖然二十八碳醇含量豐富，但其並非含量最高者，然而從保健的角度考量，還是應選用小麥胚芽作為日常補充品，主要考量是小麥胚芽除了二十八碳醇含量豐富外，尚含多種有益於健康的功能性成分與營養全面之特點，其安全性、有效性和多效性都是其他蠟脂無法比擬的。

5-4

抗氧化的重要成分：
穀胱甘肽

　　小麥胚芽富含多種重要的抗氧化成分，其中穀胱甘肽含量豐富，是食物中含天然穀胱甘肽較多、營養又較全面的少數幾種重要食物之一。

　　穀胱甘肽是我們身體細胞抗氧化系統中一個最重要的成員，它可以有效清除自由基，避免體內過氧化物的形成，並能幫助解毒和增強免疫反應，有重要的生理作用和保健功能。

穀胱甘肽家族

　　穀胱甘肽（Glutathione，GSH）屬於含有巰基（-SH，又稱為氫硫基）的小分子肽類物質，是由穀胺酸、半胱胺酸及甘胺酸透過肽鍵縮合而成的三肽化合物。

　　GSH結構的特點是其中第一個肽鍵與普通的肽鍵不同，由穀胺酸的 γ-羧基與半胱胺酸的胺基縮合而成，因此不像大多數的多肽會被多肽水解酶在N端胺基酸的 γ-羧基處分解，而只能被某些特定存在於胞膜外側的 γ-穀胺醯轉移酶清除。GSH分子中，半胱

胺酸巰基是該化合物的主要活性功能基團。

　　穀胱甘肽以兩種型態存在於人體，一是**還原型**（GSH），另一是**氧化型**（GSSG）。在生理條件下，以還原型穀胱甘肽占絕大多數，是主要的活性態，大約占99%；氧化型穀胱甘肽（GSSG）是非活性態，約占1%。近年有研究指出，氧化型穀胱甘肽雖不是活性的主要形式，然而在這個氧化還原體系中卻是不可或缺的角色，在不同的GSH和GSSG配比的抗氧化作用研究結果顯示，當比例在50：1以上時，其抗氧化作用逐漸增強，比單用GSH的效果好上許多。穀胱甘肽還原酶催化兩型間的互變，參與此作用的還原型輔酶II（NADPH）是由磷酸戊糖途徑而來，正常生理情況下，反應循GSH方向進行。

GSH結構式　　　　　　　　**GSSG結構式**

　　穀胱甘肽廣泛存在於自然界中，是組織細胞中最主要的非蛋白巰基化合物和含量最豐富的低分子多肽。早在一百多年前，人們就發現了GSH，並於1935年首次進行人工合成。穀胱甘肽在生物體內主要是起氧化還原的電子傳遞作用，能保護血液中的紅細

胞不受氧化損傷、維持血紅蛋白中半胱胺酸處於還原態。

還原型穀胱甘肽與過氧化氫，或其他有機過氧化物反應可發揮解毒作用。目前已知，穀胱甘肽直接或間接參與許多重要的細胞生理功能活動，例如蛋白質和DNA的合成、酶活性的維持、細胞內物質的代謝和轉運，以及保護細胞免受氧自由基損害等。研究顯示，GSH作為體內主要的生物抗氧劑和自由基清除劑，對維持體內正常氧化狀態和抗氧化防禦機制，有非常重要的功能。

穀胱甘肽在體內的合成、分布和代謝

穀胱甘肽廣泛存在於動植物中，在生物體內有著重要的生理作用。在麵包酵母、小麥胚芽和動物肝臟中的含量很高，每100g高達100～1000mg，在人體血液中，每100g約含26～34mg，雞血中約含58～73mg，豬血約10～15mg；植物中以番茄、鳳梨、黃瓜含量較高，每100g約達12～33mg，而在含量較低的甘薯、綠豆芽、洋蔥、香菇等，每100g僅含0.06～0.7mg。

人體中GSH在不同臟器內濃度不同，以肝臟最高，依次為脾、腎、肺、腦、心、胰和骨髓，在血液中濃度最低，同一器官不同部位的濃度相差亦大。在全血中，99%的GSH存在於紅細胞中，其中16%為結合狀態，血漿中僅有0.5%的GSH，全部為結合狀態。相比之下，組成GSH的主要成分半胱胺酸在血漿中的含量卻高達97%，其中60%是以結合狀態存在，在紅細胞中的含量僅有3%。細胞內的GSH，可被血清所含的過氧化氫氧化為GSSG，該反應受H_2O_2和其他氧化物催化，GSH也可經轉氫酶或自由基作用

轉變為GSSG。GSH在各種不同的細胞內含量都較高，一般濃度範圍從0.5～10mM，細胞內穀胱甘肽99%以還原形GSH存在，大部分（約85～90%）分布在胞漿，小部分（約10～15%）分布在線粒體，但線粒體中的GSH對細胞生理作用更為重要。

在一般生理情況下，經呼吸氧化可產生部分氧自由基，而在GSH過氧化物酶的作用下，GSH是唯一抗氧自由基的防線，線粒體缺乏製造GSH的酶，只能從胞漿中輸進GSH，同時，線粒體也不能將被氧化後生成的GSSG輸出。因此，在生理和病理氧化應激狀態下，線粒體GSH的濃度與細胞死亡的相關性會比胞漿內GSH來得更大。

肝臟是GSH主要的合成和消耗場所，合成的GSH會透過肝血竇進入血液或膽道、腸腔。肝血竇輸出的GSH為血漿GSH的主要來源，肝內GSH也與血漿GSH呈正相關。血漿GSH主要被腎、肺分解利用，水解後的胺基酸通過血液循環，被肝或其他器官攝取重新合成GSH；膽管內一部分的GSH被分解，釋放的胺基酸被肝攝入重新合成GSH，而膽內GSH的另一功能是作為黏液溶解原，可防止膽石形成。

進入腸內的GSH可被腸上皮細胞完整攝入，GSH可保護腸上皮細胞免於氧自由基損傷。GSH主要由腎臟消除，約50～67%的淨血漿GSH經由腎臟轉運，通過腎臟時，約80%或更多的血漿GSH會被重吸收，大大超過腎小球的濾過作用。同時，濾過的GSH逐步被上皮細胞上的γ-穀胺酸轉移酶和半胱胺酸甘胺酸二肽酶降解，剩餘部分則經不相關的基底外側膜上Na^+通道轉運。從肝臟轉運的GSH與膽小管細胞上的轉肽酶相互作用，最後被膽內皮

細胞代謝重吸收。

一般健康成人的GSH，則主要由肝臟還原GSSG獲得，體內每天GSH的合成量為約8～10g，其中80%是由肝臟合成並經過血液循環系統轉移至組織器官中，還有小部分可由骨骼肌、紅細胞、白細胞合成。

GSH的合成由兩步酶促反應構成：穀胺酸、半胱胺酸在 γ - 穀胺醯半胱胺酸合成酶催化下合成 γ - 穀胺醯半胱胺酸，然後在GSH合成酶作用下，和甘胺酸合成穀胱甘肽。在第一步酶促反應中，穀胺醯半胱胺酸合成酶受GSH的負反饋調節，使需要和合成的調控能達到最適宜的動態平衡。**三種胺基酸中，半胱胺酸是整個合成反應最關鍵的原料，因其可直接從飲食中獲取，或間接從蛋胺酸轉化得到。**

在細胞內合成GSH時，如果轉運的二肽是 γ - 穀胺醯半胱胺酸，可以直接和甘胺酸合成GSH；如果是其他胺基酸，則必須透過穀胺醯環轉移酶和5- 氧脯胺酸酶兩步酶促反應生成穀胺酸，再進而遵循上述兩步酶促反應合成GSH，若體內半胱胺酸量不足，就會導致合成下降。

穀胱甘肽的生理活性

人體是由將近一百兆個不同功能的細胞所組成，因此，細胞健康是人體健康最重要的基礎。GSH是細胞內維護健康最重要的防禦因子，它可透過強力的抗氧化作用，清除有害毒素和增強免疫功能，對有機體的生化防禦系統發揮重要的生理作用。

1. 抗氧化

　　氧化是生命的重要形式之一，除了厭氧生物外，所有生物都需要氧。生物的新陳代謝需要氧氣，線粒體的呼吸需要氧氣，氧化磷酸化需要氧氣，產生熱能的三磷酸腺苷（ATP）也需要氧氣。而生物在利用氧氣和代謝的過程中，會產生多種氧自由基，它對清除入侵的病原微生物和有害毒物雖有一定作用，但它的連鎖反應卻會對有機體造成巨大損傷。在正常的生理情況下，身體自有一整套清除自由基的抗氧化系統，可使自由基的產生和清除處於動態平衡狀態中。

　　在諸多抗氧化成員當中，穀胱甘肽是其中一個重要的角色，特別是在細胞內的抗氧化穀胱甘肽，更是關鍵的主角。在一般的情況下，穀胱甘肽的合成和消耗應屬動態平衡，但現代人的生活常因不良的膳食或增齡老化，使GSH的供應不足或合成減少，或因感染、藥物、損傷和放射線傷害、環境污染物傷害等大量耗竭GSH，而使細胞中的GSH缺少，就可能產生過度氧自由基或氧化胞漿膜，改變膜通透性；產生氧化含巰基酶，使其喪失活性；氧化DNA，使其斷鏈；引起大分子凋零，形成脂質過氧化物（LPO）、毒性物質增加，最終導致細胞死亡。尤其是形成的LPO，在細胞損害中作用比氧自由基更大，因為它的終產物（如丙二醛）具有毒性，且會透過自由基鏈反應，產生放大作用。

　　GSH不僅能在酶催化下和LPO反應，抑制自由基的形成，並能和自由基結合變成穩定分子，是體內最重要的抗氧化劑和自由基清除劑。身體內的其他抗氧化劑，例如維生素C和維生素E等，

也有賴於GSH之可用性，才能發揮其功用。

2. 解毒

穀胱甘肽（尤其是肝細胞內的穀胱甘肽）生理作用之所以非常重要，就在於它的整合解毒能力——GSH易與碘乙酸、芥子氣、鉛、汞、砷等有害元素絡合，能與某些藥物（如撲熱息痛）、毒素（如自由基、重金屬）結合，參與生物轉化作用，從而把有機體內有害的毒物轉化為無害物質，排泄出體外。

肝臟是解毒作用的主要器官，也與所含的高量GSH密切相關。研究發現，GSH可以消除許多毒素和毒性，這些毒素包括藥物代謝產物、環境污染物、致癌劑，以及放射線照射傷害等。

3. 增強免疫功能

免疫系統有賴於GSH幫助，才得以維持適當的功用。有研究指出，每天補充50 mg的GSH，就能快速增強人體免疫力。而人的T淋巴細胞是抵抗外來感染最前線的防禦細胞，穀胱甘肽能協助製造和維持T淋巴細胞的免疫功能，所以要強化免疫系統，就必需要有足夠的GSH。

穀胱甘肽的臨床應用

人體內的許多生化反應都是酶催化反應，而這些酶多以巰基作為活性基團，巰基的狀態決定了酶活性的啟動與抑制。GSH是巰基的供體，也是這些酶在細胞內的天然啟動劑，在自由基的反

應中，GSH更是作爲細胞內的自然抗氧化劑而發揮作用。

感染、中毒、外源性毒素、人體衰老、氧化應激、親電化合物攻擊等都會使細胞內的GSH生物合成能力與含量降低，或者使GSH轉變爲雙硫氧化型（GSSG）。因此，病理狀態下的內源性GSH減少時，適時補充外源性GSH就成爲必須。臨床實驗已經證明，外源性GSH的補充，可以有效預防、減輕、中止組織細胞的損傷，改變病理生理過程，詳細說明如下。

1. 延緩老化

抗氧化是延緩衰老的主要條件，而GSH作爲細胞內主要抗氧化的防禦系統，對細胞損傷的修復、保證細胞功能的完整和細胞的健康有重要意義。臨床研究證明，GSH能延緩許多器官老化的進程和老年病的發生與發展，包括延緩帕金森氏症、阿茲海默症的發作年齡、延遲白內障的生成時間與眼睛視網膜黃斑部的退化，以及多數與老化有關癌症（如攝護腺癌）的發生。

穀胱甘肽的主要生理功能就是清除自由基與抗氧化。有機體代謝過程中產生的過多自由基會損傷生物膜、侵襲生物大分子、促使衰老，並誘發腫瘤或動脈硬化的產生。穀胱甘肽可消除自由基、提高人體免疫力，它不但能增進血球功能的發揮、參與製造保護身體免受感染的抗體，同時還能降低體內炎症因子的總量，有效抑制炎症的產生和惡化速度，且**在老年功能性退化細胞上所發揮的功效比年輕人更大**，對於衰老的免疫系統，穀胱甘肽能使其恢復青春活力，有利延緩衰老。

2. 抗炎症反應

慢性炎症是許多退化性疾病的主要病理基礎,而炎症多與有機體抗氧化系統失調、氧化壓力增大與自由基清除不力密切相關,特別是血管內皮細胞功能被破壞,是許多心腦血管疾病和代謝綜合症的主要病因。GSH可透過強力的抗氧化作用,有效控制炎症的產生,能防止心臟病、中風與血管硬化,還能預防缺血性器官血液再灌注時所造成的巨大傷害。

3. 改善消化系統功能

GSH可保護消化道上皮細胞,因而改善消化系統功能,包括改善發炎性腸道疾病、輕度肝炎、食物不耐受性(如乳糖不耐症、消化不良等),同時調節體內營養不良現象,亦即具有補充營養的效用。

4. 作為孕婦的營養補充

穀胱甘肽是孕婦必需的營養補充劑,因它關係到胎兒體內的發育生長。據研究數據顯示,有些孕婦身體虛弱、缺乏蛋白質,其實主要就是因為缺乏穀胱甘肽。懷孕期間補充充足的穀胱甘肽或半胱胺酸,對孕婦的健康和胎兒生長發育均十分重要,許多早產兒的臍帶血中,穀胱甘肽與半胱胺酸的含量都偏低,所以孕婦定時補充穀胱甘肽,在臨床上確實是十分必要的。

5. 治療各種肝病

病毒性肝炎、藥物性肝損傷、酒精性肝病脂肪肝、手術損傷等因素會導致肝細胞內GSH耗竭或合成減少，而GSH通過轉甲基及丙基反應，能對肝臟的合成、解毒以及雌激素滅活等功能發揮保護作用。

因此當體內GSH的濃度低於臨界值，就會對氧化自由基防護減弱，此時補充外源性GSH，就能立刻恢復GSH酶系活性，阻斷氧自由基對肝細胞的損害。榖胱甘肽可阻止氧化血紅蛋白，保護巰基酶分子中-SH基，有利於酶的活性發揮，並且能恢復已被破壞的酶分子中-SH基的活性功能，使酶重新恢復活性。此外，還可抑制乙醇侵害肝臟所產生的脂肪肝。

6. 避免罹患感染性疾病

能增加免疫力抗病毒（如愛滋病、肝炎、疹毒、感冒等）、防治細菌感染、預防某些自體免疫功能失常、罹患慢性疲勞症候群，以及因免疫力受到壓抑所引起的疾病。

7. 防治癌症

可抑制腫瘤生長、消除致癌物質及多數可能引起突變的化學劑，從而防治癌症。還可延遲DNA受氧化傷害的時間、防治多數消耗性疾病、減輕化學治療和放射線治療所引起的副作用等。

8. 用於解毒

穀胱甘肽在人體內的生化防禦體系具有多方面重要的生理功能，GSH能解除多種毒物的毒性，包括因某些藥物使用過量，或吸入過多香煙、廢氣有毒物質，以及時常接觸的大量污染物，如重金屬、殺蟲劑等。此外，還可防止噪音污染所引起的重聽、強化新陳代謝、防治氣喘及慢性支氣管炎、改善纖維樣病變、急性胰腺炎、腎損傷病變、糖尿病神經病變、過敏性紫癜、眼角膜上皮病變、提高腦細胞活力、愛滋病、男性不育和美容等方面都有廣泛的應用，在食品和飼料工業上的前景更是指日可待，其應用劑型也有多種不同類型，除一般的膠囊、片劑和各種外用美容的霜、膏、噴霧、洗劑等之外，尚有用於白內障眼藥水、危重病人搶救用的注射劑等。

但從一般人養生保健的角度來看，以最接近我們飲食習慣的食物中選用含穀胱甘肽豐富的食品，補其不足，或許才是最合理的明智選擇。諸多富含穀胱甘肽的食物中，小麥胚芽可說是最天然有效的天然補充劑，因它不但穀胱甘肽含量高，蛋白質含量更是豐富，並富含其他多種功能性成分。現代人飲食偏頗不均衡，抗氧化不力，所以經常補充小麥胚芽，絕對是改善飲食結構的簡易方法！

小麥胚黃酮的保健作用

在小麥胚芽的抗氧化團隊中，除了穀胱甘肽、穀胱甘肽過氧化物酶、維生素E、二十八碳醇、 β -胡蘿蔔素和硒等功能性成分之外，近年來特別引人注意的，就是小麥胚芽中所含的小麥胚黃酮與它的抗氧化作用，並因此帶動其他相關醫學研究，如抗動脈粥樣硬化的開發和利用等。

什麼是小麥胚黃酮

黃酮類化合物是存在於自然界中的一大類化合物，在食品和醫藥工業上應用廣泛。小麥胚黃酮包括多種黃酮、異黃酮、黃烷醇及其糖苷等組成成分，在小麥胚芽和麩皮中含量豐富，是一種水溶性色素，沖泡後可呈現出誘人的奶黃色澤，並散發幽幽的麥奶清香。

經藥理研究證明，小麥胚黃酮具有降低心肌耗氧量、使腦血管流量增加、減緩心律失常、軟化血管、降血糖血脂、抗氧化、消除體內自由基、延緩衰老、增強免疫力、抗菌、抗癌等功能，特別是在對抗動脈粥樣硬化，預防心腦血管等疾病中，表現更為突出。

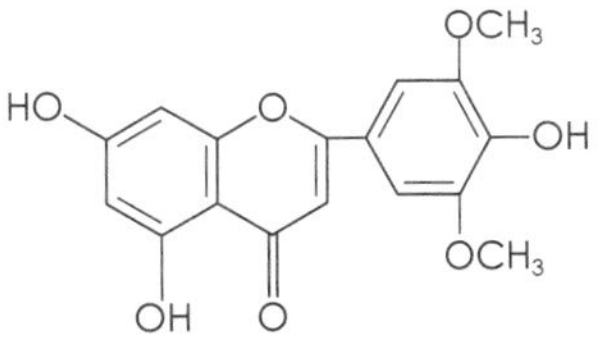

小麥胚黃酮苷元 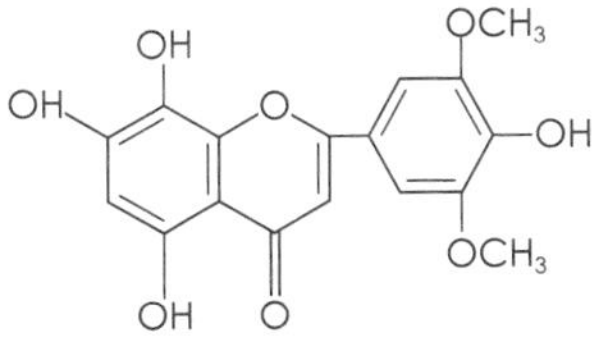　　　　小麥胚黃酮 I 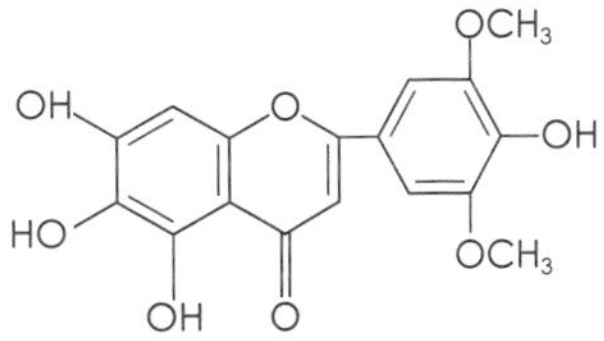　　　　小麥胚黃酮 II

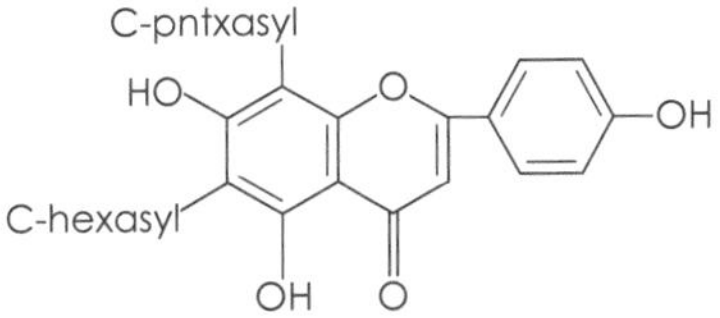

麩皮黃酮II

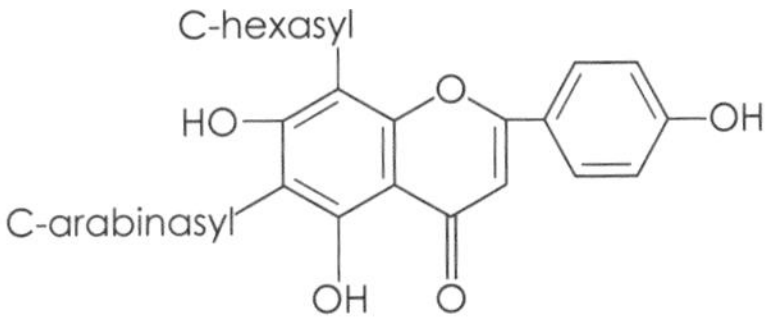

麩皮黃酮 I

小麥胚黃酮糖苷及其苷元的化學結構

小麥胚黃酮的保健作用

1. 抗氧化

　　一種物質抗氧化活性的大小主要取決於兩個條件，即**「對不同自由基是否都具有強效的清除力」**和**「本身被氧化後所形成的抗氧化劑自由基是否相對穩定」**。小麥胚黃酮不但對多種自由基，特別是對危害最大的羥基自由基有較高的清除能力，而且因其結構中的A、B環上有多個取代基，有利於捕獲電子或通過螯合二價金屬離子，而發揮抗氧化以及清除自由基的作用，更重要的是，本身經過反應所形成小麥胚黃酮自由基有相當大的穩定性，因其可透過一種異構轉位的方式使自身穩定，是一類非常優越的

羥基自由基清除劑。

近年許多研究指出，黃酮類化合物清除氧自由基的作用機制是透過抗氧化劑的還原作用直接給出電子而清除自由基，同時還能顯著提高超氧化物歧化酶（SOD）和穀胱甘肽過氧化物酶（GSH-Px）的活性，明顯抑制過氧化氫的生成；透過抗氧化劑對金屬離子的絡合，還能降低若干金屬離子催化的反應，從而也能間接實現抗氧化的作用。

目前研究已經證實，SOD、GSH-Px是體內最重要的抗氧化酶，分別具有清除體內過量自由基和抑制脂質過氧化的作用，因而能有效對抗自由基損傷。近年國外亦有報導指出GSH-Px可幫助內皮細胞防禦氧化損傷，國內研究同時也發現，小麥胚黃酮可顯著增強大鼠血液中SOD、GSH-Px的活性，顯示出小麥胚黃酮可能可以透過提高有機體抗氧化酶類的生物合成，增強抗氧化能力。

小麥胚黃酮能增加SD大鼠GSH-Px酶的活性，降低其體內脂質過氧化水準。脂質過氧化物（LPO）能透過多種途徑，促進動脈粥樣硬化的發生和發展，造成內皮細胞受損、平滑肌細胞壞死，最終導致細胞結構和功能改變；LPO的中間產物丙二醛（MDA）則可改變低密度脂蛋白（LDL）的性質，導致大量膽固醇堆積於平滑細胞和巨噬細胞，使血脂升高。

據報導，患有高血脂症的大鼠在給予小麥胚黃酮灌胃後，血清和組織中的LPO含量明顯降低，說明了小麥胚黃酮具有對抗氧自由基的作用，能使血脂降低。也有研究指出，LPO對膽固醇酯酶活性的抑制會加速膽固醇的沉積，促使動脈粥樣硬化形成和發展。而小麥胚黃酮能顯著降低實驗高血脂症大鼠血清和組織中

LPO的含量，清除其過多活性氧自由基。

氧化修飾的低密度脂蛋白（OX-LDL）在動脈粥樣硬化的發展進程中有其重要作用。動脈粥樣硬化損害部位存在有OX-LDL抗原決定簇，而正常動脈壁中卻沒有，小麥胚黃酮具有抗氧化作用，能減少OX-LDL的生成。由此可見，小麥胚黃酮作為一種強力抗氧化劑，確實可透過減少生成OX-LDL增加SOD的合成與活性，清除氧自由基，進而降低動脈粥樣硬化的發生。此外，小麥胚黃酮的粗提物抗氧化作用優於槲皮素和叔丁基對苯二酚（TBHQ）的反應，維生素C和檸檬酸對小麥胚黃酮的粗提物亦有一定的協同作用，且維生素C的增效作用優於檸檬酸。

2. 降脂

近年國內外研究陸續指出，**高血脂症和體內氧化壓力升高與動脈粥樣硬化（atherosclerosis, AS）的發生關係密切，**高膽固醇（TC）、低密度脂蛋白（LDL）、極低密度脂蛋白（VLDL）、高三酸甘油脂（TG）和高密度脂蛋白（HDL）等都是AS起始的主要原因。

HDL只要降低0.5g／L，發生AS的危險性就上升20%；HDL降低1g／L，發生AS的危險性更增加為2倍。TG＞2mmol／L並伴有HDL降低（＜1.0mmol／L）時，則AS的危險性亦增加。研究指出，TC增高時，體內氧化壓力會同步增加，氧化了的LDL-C和VLDL-C會損害動脈內皮細胞功能，使AS易患率大增，而TC每降低1%，AS的危險性就可減少2%；TC明顯過高（＞6.24mmol／L）者，AS的發病率和死亡率都會大幅增加。

科學家早在1970年代，就發現**黃酮類化合物對營養性高血脂症和血液凝固有非常明顯的保護作用。**黃酮類化合物能夠阻止高膽固醇飼料所致的家兔高血脂症，有效降低血清膽固醇和血漿纖維蛋白原的升高，明顯降低LDL和VLDL含量、提高HDL含量，並阻止B$_2$脂蛋白上升、A2脂蛋白降低，從而維持B／A值於正常水準，作用明顯優於降血脂西藥「安妥明」。

　　將用高膽固醇飼料餵養的家兔改投以小麥胚芽飼養後，不僅大大降低了兔子血漿中的TC和TG，還能改善因高膽固醇飼料誘發的氧化刺激及膽固醇在大動脈內皮的蓄積。學者發現，小麥胚芽能有效改善血清中游離脂肪酸的組成與降低膽固醇含量，同時顯著降低高血脂症大鼠血清及其肝臟TC與TG水準，升高HDL-C含量。應用小麥胚芽油丸於高血脂病人所服用的試驗中，還發現其可選擇性地升高HDL-C，升高幅度可達24.4%。

　　另有學者發現小麥胚芽具有延緩脂肪肝發生的作用。餵食家兔高脂肪飼料的同時給予小麥胚芽，能有效阻止肝臟中膽固醇和脂肪的升高。許多研究指出，HDL是一種有效的抗AS因子，可將血液中膽固醇運送到肝臟內，因而降低血液中膽固醇的濃度，HDL還能夠將動脈壁膽固醇轉運到肝臟，分解成為膽酸。卵磷脂膽固醇醯基轉移酶（LCAT）是影響HDL轉運TC的主要因子，能夠使血中膽固醇催化生成膽固醇酯載入高密度脂蛋白，從而運送進入肝臟進行代謝，HDL的含量反映了從心腦血管系統運送膽固醇至肝臟代謝的活躍程度。小麥胚黃酮能明顯升高HDL、降低LDL和VLDL的含量，因而表現出優越的抗AS作用。

3. 防止動脈粥樣硬化

小麥胚黃酮能有效防止動脈粥樣硬化（AS）。**AS是許多心腦血管疾病的病理基礎，發病率和死亡率極高，最明顯的表現症狀就是動脈內膜會形成纖維性斑塊。**AS的發病原因很多，病程也複雜，其形成原因主要是由於血脂代謝異常、脂質過氧化損傷和動脈壁受損等。血漿脂質超出正常範圍就稱為高血脂症或高脂蛋白血症，是體內脂質代謝障礙的表現，也是動脈粥樣病變的重要原因之一。而AS的發生與脂質過氧化的損傷有密切關係。

有機體的氧化系統和抗氧化系統，若失去平衡就會產生大量自由基，血清中活性氧自由基會導致脂質過氧化，產生大量的丙二醛（MDA）則可能與LDL結合成一種對血管內皮細胞有較強損傷作用的複合物，當這種複合物進入細胞時，會使細胞內的膽固醇堆積，並轉變成泡沫細胞，形成AS的早期病變。泡沫細胞是脂質沉積的主要部位，脂質的大量積聚會使細胞器移位，進而使其代謝出現障礙、壞死。

小麥胚黃酮能有效清除自由基，降低氧化壓力，並能改善血脂紊亂、升高HDL、降低TG、LDL和VLDL，因而有效防止AS的發生。動物試驗也證明，小麥胚黃酮能有效減少主動脈病變的斑塊程度，用高膽固醇飼養家兔六十天後，其主動脈鏡檢可出現明顯的動脈粥樣硬化，動脈壁表面粗糙，大量泡沫細胞形成，有變性、壞死及纖維組織增生出現的情形。同時投與小麥胚黃酮的試驗組鏡檢後，卻發現動脈粥樣硬化病變有不同程度的減輕，並未見泡沫細胞。由此可見，小麥胚黃酮能減少脂質沉積和泡沫細胞

的出現，以抑制動脈粥樣硬化斑塊形成。

4. 抑菌作用

採用二倍稀釋法和管碟法對小麥胚黃酮進行體外抑菌試驗。結果表明，對灰葡萄孢、白色念珠菌、黑根黴、義大利青黴、擴展青黴等真菌的抑菌效果好；對大腸桿菌、金黃色葡萄球菌、鏈格孢反應稍差。

小麥胚黃酮對試驗中幾種測試菌的MIC值（最低益菌濃度測定）分別為：灰葡萄孢1.25mg／ml最佳；其次為大腸桿菌1.625mg／ml；白色念珠菌、黑根黴、義大利青黴、鏈格孢、擴展青黴等稍差，其MIC值約為2.5mg／mL：金黃色葡萄球菌最次，為3.25mg／ml。

5. 護肝

肝臟中的四氯化碳透過微粒體酶活化為三氯甲烷自由基，產生脂質過氧化作用，從而導致肝細胞內AST（天門冬胺酸轉氨基酶）和ALT（丙胺酸轉氨基酶）釋出，引起血清中該酶的活力大大增高，病理學檢查可見其肝細胞變性和壞死。小麥胚黃酮對四氯化碳急性肝損傷的保護作用，用小鼠進行動物試驗後，結果顯示小麥胚黃酮能有效降低四氯化碳所引起的AST和ALT升高，有效減輕肝細胞損傷程度，並對四氯化碳急性肝損傷有較好的保護作用。

小麥胚黃酮的抗氧化能力強，能有效阻止自由基在體內產生，分為三階段：

（1）與單線氧反應，阻斷其他類自由基的進一步生成。

（2）與金屬離子螯合，能避免自由基特異與其結合共同攻擊DNA鹼基。

（3）與脂質過氧基（ROO·）反應，阻止脂質過氧化的過程。

另有研究報導，添加小麥胚黃酮餵養大鼠二十四週後，大鼠血液和肝臟中的穀胱甘肽過氧化物酶、穀胱甘肽硫轉移酶及還原型穀胱甘肽含量都明顯增加，顯示出小麥胚黃酮能強化體內抗氧化酶系統，從而對急性肝損傷產生很好的保護作用。

6. 抗癌

小麥胚黃酮對7,12- 二甲基苯蒽（DMBA）所誘導的大鼠乳腺腫瘤有抑制作用，近年來大量的流行病學調查資料和體內外實驗研究結果均顯示，許多黃酮類化合物具有抗癌的生物效應，特別是對乳腺癌、前列腺癌和結腸癌的效果。

已有許多研究證明小麥胚黃酮對人體乳腺癌細胞BCap- 37的體外抑制作用，能明顯抑制人體乳腺癌細胞株BCap- 37的生長，用DMBA誘發大鼠乳腺腫瘤的模型也證明了這個說法。DMBA為多環芳香烴類化合物，主要是透過微粒體的羥化系統，經過羥基化、環氧化等過程所產生的最終致癌物。實驗選用五十天齡的大鼠，此時幼鼠的乳腺細胞處在增生階段，DNA合成能力較高，對致癌劑易感性強，易發生腫瘤。

一般認為癌的發生，可分為始發、促癌和發展三個階段。有研究指出，**黃酮類化合物對三個階段均有抑制作用**，因此實驗組給予不同劑量的小麥胚黃酮來飼養。二十四週後結果顯示，實驗

組誘發的腫瘤數量和大小均明顯低於陽性對照組，證明小麥胚黃酮對DMBA誘導的大鼠乳腺腫瘤確實有一定的抑制作用。

自從流行病學研究報導，黃酮類化合物攝食量與心肌梗塞，以及冠心病所引起的死亡率之間呈現負相關後，植物來源的黃酮類化合物，其生物活性研究一下子成為心腦血管疾病防治研究中的焦點。全世界每年死於高血脂所引發的心血管疾病人數高達一千五百萬人，而小麥胚芽富含優質的小麥胚黃酮，不但能抗氧化、清除自由基，更在抗動脈粥樣硬化、預防心血管疾病中有非常好的表現，對高血脂症患者來說，確實是不可多得的日常保健品。

5-6

豐富多效的植物甾醇

　　近年對小麥胚芽的植物甾醇有較深入的研究，結果發現它不但在小麥胚芽中含量較多、種類較齊，而且質量好，功能多樣，能與其他抗氧化營養素和多種功能性成分同時發揮協同作用，共同維護身體健康。

植物甾醇家族

　　甾醇（sterol）又稱為固醇，是一大類以環戊烷多氫菲為甾核的物質。動物、植物和微生物體內均含有甾醇，它們的化學結構很類似，即C-3位上多有一個羥基，而C-5上有雙鍵的稱甾醇，C-5飽和的則稱為甾烷醇，相互間的區別在於支鏈大小和雙鍵數目的不同。

　　來自動物的甾醇，如膽固醇（cholesterol）；來自菌類的甾醇，如麥角甾醇（ergosterol），而來自植物的，則通稱為植物甾醇（phytosterol）。目前已分離鑑定的植物甾醇數量超過二百五十種以上，它們在植物體內以以下四種存在形式：游離態、甾醇酯（脂肪酸酯和酚酸酯）、甾基糖苷和醯化甾基糖苷。

　　而根據C-4位是否有甲基取代，及取代甲基的多少，又可分

為三類：C4- 位無甲基的，如 β - 穀甾醇、豆甾醇、荣油甾醇、荣籽甾醇、燕麥甾醇和麥角甾醇；C4- 位有一個甲基的，如禾本甾醇（gramisterol）、檸檬甾二烯醇（citrostadieno）、洛飛烯醇（lophenol）；和C4- 位有二甲基的，如環木菠蘿醇、環木菠蘿烯醇、2,4- 亞甲基環木菠蘿醇等。

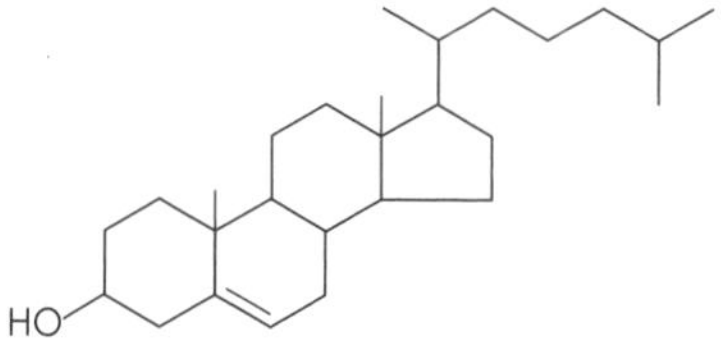

膽固醇

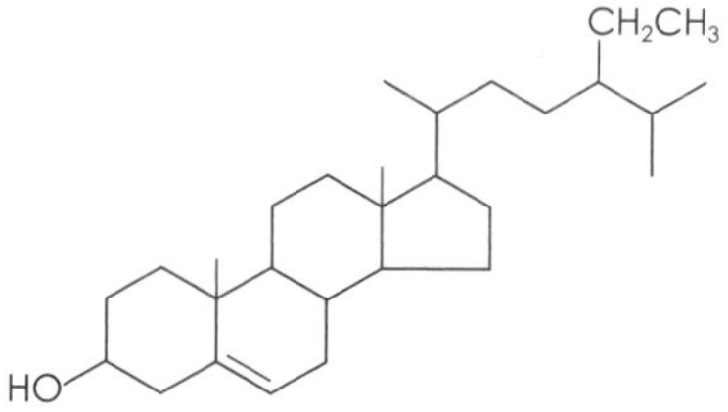

β-穀甾醇

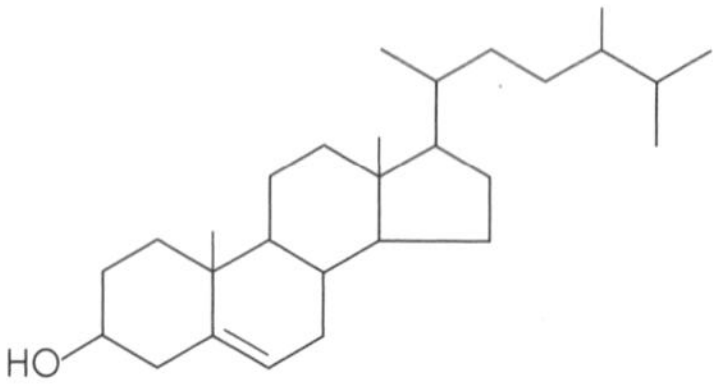

菜油甾醇

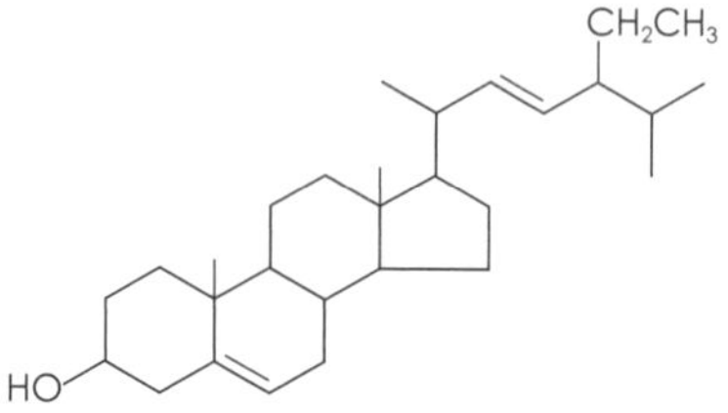

豆甾醇

小麥胚芽中主要植物甾醇和膽固醇的結構對比

　　植物甾醇和膽固醇的結構很類似，差異只在於膽固醇在C- 24位上無取代基，而常見的植物甾醇中，β -穀甾醇C- 24位上有乙基取代，菜油甾醇是甲基取代，而豆甾醇除有乙基取代外，在C- 22和C- 23之間還有一個雙鍵。

　　一般側鏈越大，甾醇的疏水性越強。側鏈上，有的雙鍵者可使甾醇具有一定的親水性。游離甾醇和甾醇酯可溶於非極性溶

劑，如正己烷；而甾基糖苷和醯化甾基糖苷則需要極性改性劑方可溶解。大部分的植物甾醇是固體，如 β - 穀甾醇、菜油甾醇和豆甾醇，它們的熔點分別是140℃，157℃～158℃和170℃。

植物甾醇的分布和體內的代謝

植物甾醇廣泛存在於植物的根、莖、葉、果實、種子，以及某些水生生物中，不同植物所含植物甾醇的種類及其含量都可能不同。植物油與含油食品是植物甾醇的主要天然來源，其次是穀物、穀物製品及堅果。小麥胚芽含有高量的植物甾醇，不但種類較多，同時質量也較好。

目前已知菜油甾醇的吸收比 β - 穀甾醇好，豆甾醇最差，而甾醇酯右比甾醇的吸收更好。**小麥胚芽的植物甾醇中，含甾醇酯和菜油甾醇的比例是所有禾穀類、豆類、薯類和青菜水果類中比例最高的，但它的豆甾醇含量卻很低**，所以吸收較好，生物利用率較佳，質量相對優異。

人體不能合成植物甾醇，只能從食物中攝取。膳食中植物甾醇的吸收率很低，平均約為5%左右，而膽固醇的吸收率則超過40%。動物實驗結果顯示，不同種類的植物甾醇，在腸道中的吸收率不同，隨著C-24位側鏈上C原子數目的增多，吸收率則呈下降趨勢，化學形式上的變化也可影響到各種植物甾醇的吸收，大量研究數據結果均表明，**「是否容易被酯化」**是各種植物甾醇能否被腸道吸收的基礎。

吸收後的植物甾醇與脂蛋白一起在血液中運輸，然後選擇性

地分布到身體各部位，一般而言肝臟、腎上腺、卵巢、睪丸等臟器中植物甾醇的含量都很高，這種選擇性的分布可能和有機體利用植物甾醇作為合成甾醇激素的前體有關。

植物甾醇會透過膽汁排泄，而且排泄速度比膽固醇快，因此相對地內源性植物甾醇的存儲也會比膽固醇少，未被吸收或體內代謝後的植物甾醇則可經腸道細菌轉化，形成一系列代謝產物如糞甾醇和糞甾酮等排出體外。

小麥胚芽含豐富的植物甾醇

小麥含有豐富的植物甾醇，其含量僅次於玉米和黑麥，每克約含0.76mg。大部分分布在胚胎（小麥胚）和麩皮中，而小麥胚和麩皮的植物甾醇含量分別為：每克脂質42.38mg和44.92mg，比燕麥麩高出約5倍；小麥中的植物甾醇種類很多，其中最主要的是穀甾醇，約占總量的一半，其次的是樟甾烷醇和穀甾烷醇，以及少量的菜油甾醇、Δ5燕麥甾醇、豆甾醇和Δ7燕麥甾醇，而單甲基及雙甲基甾醇化合物的含量相對較少，小麥胚的甾酯類化合物主要是穀甾烷基和樟甾烷基的阿魏酸酯，而穀甾基和樟甾基阿魏酸酯的含量相對少得多。

植物甾醇在精煉或高溫加工處理中會發生氧化、水解、異構化或構象的變化，其中氧化反應是導致甾醇含量下降、甾醇產物或組分發生變化的主要原因，相較於膽固醇，植物甾醇具有更好的氧化穩定性，特別是在一般家庭加工中，甚至在180℃的溫度下連續處理兩小時，也未見其含量有明顯的改變。多數情況中，小

麥胚的儲存過程均未見其總含量有明顯變化，只有在經長時間儲存後才可能出現一些氧化產物，其游離甾醇稍有下降，而甾醇酯化合物反倒增加，總量仍較為恆定。

小麥胚芽安全無毒，世界絕大多數研究機構均認為，若只經口服，植物甾醇和植物甾烷醇對人體健康沒有危害，許多臨床觀察也沒有顯示其負面作用。即使在高劑量攝入的情況下，亦沒有觀察到毒性，且它們在胃腸道中的吸收率極低。

植物甾醇的生理功能

甾醇被譽為生命的鑰匙，具有多種重要的生理活性，如控制激素、糖原和礦物質的代謝、調節應激反應、保持生物體內環境穩定和細胞膜流動性，以及維持細胞正常的生理功能等。而在調節血清脂質代謝、抗動脈粥樣硬化、預防心腦血管疾病、對抗癌症、抗氧化、抗發炎、抑制血小板凝集和調節女性荷爾蒙平衡方面都有許多重要的作用。

1. 降血清膽固醇

植物甾醇的結構和膽固醇很類似，它能競爭性的抑制膽固醇和受體結合、阻礙膽固醇酯化，於小腸內腔抑制膽固醇溶解於膽汁酸的膠束，與膽固醇競爭腸道微絨毛的吸收位置，在小腸上皮細胞內阻礙膽固醇酯化，且抑制進入乳糜微粒及分泌至淋巴，從而抑制其進入血液循環。

許多臨床研究證明，游離的植物甾醇、甾烷醇、甾醇酯、甾

烷醇酯或它們的混合物，對血脂都有類似的降低作用，能明顯降低血液中總膽固醇（TC）和低密度脂蛋白（LDL）的含量，而不降高密度脂蛋白（HDL）和三酸甘油脂，使LDL／HDL比值降低，並且沒有任何明顯的副作用。補充不同劑量的植物甾醇，可使TC降低10%、LDL降低13%左右；植物甾醇對高血脂症有輔助治療效果，不同的服用方式（如一次服用或分三餐服用）降脂效果幾乎相同。

　　臨床研究認為，1.6g／d（每日1.6克）左右的植物甾醇就能顯著降低高血脂患者的血脂水準。每天劑量僅1.5g的穀甾烷醇，就能降低高膽固醇血症小孩的LDL高達33%，對患有家族性高血脂症的兒童也有較好的降脂效果。對十四名家族性高血脂症兒童進行雙盲對照研究後發現，每天食用劑量含3g穀甾醇人造奶油六週後，兒童血液中的總膽固醇、中等密度脂蛋白（IDL）和低密度脂蛋白就分別降低了11%、26%和15%，且未發現其他副作用。此結果可能對降低其成年後心腦血管疾病占有積極的意義。

　　此外，植物甾醇對正常成人也有降脂作用。成人雙盲對照研究發現，服用植物甾醇0.8g／d（每日0.8克），三週後可顯著降低血中的TC和LDL，且不會引起血液中其他脂溶性維生素，如胡蘿蔔素等水準的下降。現在科學家們普遍認為，**攝入或補充足量的植物甾醇有助於降低人們冠心病的發病率。**也因此，2000年9月美國食品藥品管理局（Food and Drug Administration, FDA）也作出規定：只要食品中飽和脂肪酸和膽固醇較低，且含有規定量的植物甾烷醇與甾醇酯，即允許標示為「可降低心腦血管疾病風險」的健康聲明。

2. 抗動脈粥樣硬化

動脈粥樣硬化是許多心腦血管疾病的直接原因之一，而動脈粥樣硬化，除了和有機體抗氧化系統功能下降、自由基清除不力、氧化壓力增加之外，也和低密度脂蛋白（LDL）和極低密度脂蛋白（VLDL）過多有關。

植物甾醇能降低血液中的LDL和VLDL，因而有較佳的抗動脈粥樣硬化效果。臨床驗證也證明植物甾醇可減少動脈粥樣硬化損傷達50%，並能使包括泡沫細胞和膽固醇裂縫的數量、胞外基質的數量，以及平滑肌細胞的增殖程度等多種損傷明顯下降。

3. 防治前列腺疾病

細胞生物學研究發現，β-穀甾醇培養可促進人類前列腺基質細胞生長因子β_1的表達和增強蛋白激酶C-α的活性。用16毫莫耳／升（mmol／L）的β-穀甾醇培養液培養細胞，可增加鞘磷脂循環中兩種關鍵酶：磷脂酶D和蛋白磷酸酶2A的活性，促進鞘磷脂循環，從而抑制細胞的生長。動物試驗也證明，連續餵食2%的植物甾醇，可使鼠血清睾丸素水準下降33%，而且前列腺芳香酶（合成睾丸素的酶）活力下降55%，能有效降低前列腺肥大和前列腺癌的風險。

臨床研究證實，植物甾醇對減少男性前列腺肥大和前列腺癌的發生率有一定的積極意義。把200名良性前列腺肥大的患者隨機分為兩組，一組每天服用20mg的β-穀甾醇，另一組服用安慰劑，連續六個月，並用改良Boyarsky評分法、國際前列腺症

狀評分法（IPSS）、尿流量和前列腺體積等指標，對其效果進行評價。結果發現，兩組Boyarsky評分值分別下降6.7±4.0分和2.1±3.2分（P＜0.01），IPSS評分值也分別下降7.4和2.1分，另外β-穀甾醇組還有最大尿速增加（從9.9ml／s至15.2ml／s）和殘餘尿量減少的變化（從65.8ml至39.9ml）；對照組則無變化（P＜0.01）。

為進一步確定β-穀甾醇的長期效果，十八個月後，再對這批病人進行重新評估。結果發現，β-穀甾醇治療組中，繼續服用的受試者各種指標都保持良好狀態，未繼續服用者症狀評分和殘餘尿量指標雖稍差於前者，但最大尿流速度沒有變化。因此研究者指出，六個月的β-穀甾醇治療改善症狀效果，可至少維持到十八個月。但在所有治療良性前列腺肥大的研究中，並沒有發現植物甾醇減小前列腺體積的作用，可能與其使用時間較短有關。

4. 抗癌

膽固醇代謝失調會導致血脂過高、結腸癌、肺癌和性激素相關之前列腺癌、乳腺癌等的發生率，植物甾醇能有效抑制膽固醇的吸收、調節血脂代謝，對這些癌症的預防和輔助治療都有一定作用。

（1）肺癌

烏拉圭學者在一項歷時四年的研究中，證明植物甾醇的攝入量與肺癌發生率之間呈現負向關係。高植物甾醇攝入者肺癌發生的危險性，比低攝入者降低50%，這個效果在肺腺癌的發生上更

為顯著，攝入較多植物甾醇可確實減少肺癌的發生率。

（2）結腸癌

動物實驗證明在飼料中加入2%的植物甾醇，可消除膽酸誘導的結腸細胞增殖。在對抑制結腸癌機制的研究中發現，此作用並非透過蛋白激酶C來介導，而是可能與改變細胞膜上的磷脂構成有關，說明植物甾醇能改變膽固醇和膽酸的代謝。

同時體外實驗也證明β-穀甾醇可阻止HT29人類大腸癌細胞的生長，這一效應同時與鞘磷脂循環的啟動有關。國外有人觀察植物甾醇對小鼠結腸上皮細胞增殖的影響，發現膽酸能顯著增加結腸上皮細胞的增殖，而植物甾醇則可明顯減少膽酸所引起的細胞增殖，並且呈現出一定劑量的依賴關係，它還可明顯降低細胞的有絲分裂指數，但不表現出劑量依賴關係。說明植物甾醇與其減少癌症發生危險性的功能是相關的。

（3）乳腺癌

動物試驗研究，用含有植物甾醇或膽固醇的飼料飼養SCID小鼠（免疫缺陷小鼠）十五天後，在小鼠靠近右側腹股溝的乳腺脂肪墊處接種腫瘤。八週後，兩組動物的體重和食物消耗量無差別，但植物甾醇組小鼠的腫瘤直徑僅為膽固醇組的67%（$P <$ 0.01），癌症的淋巴轉移和肺轉移也比膽固醇組少。因此植物甾醇被認為有延緩乳腺腫瘤生長和擴散的功用。

另一項研究中，用體外培育的方法，把人類MDA-MB-231乳腺癌細胞與16mmol／L的β-穀甾醇溫育三天和五天。與膽固醇對

照培養液相比，癌細胞的生長分別被抑制了66%和80%；同時，在此一濃度下，植物甾醇和膽固醇均無細胞毒性（以細胞乳酸脫氫酶的釋放為指標）。綜合多項體內外實驗結果，說明植物甾醇的抗乳腺癌作用可能與其具有某些雌激素活性有關，攝入較多植物甾醇，也可降低胃癌發生的危險性。

（4）類激素功能

由於植物甾醇在化學結構上類似於膽固醇對防治前列腺疾病和乳腺疾病都有功效，因此許多研究者認為，它在體內能表現出一定的激素活性，並無激素的副作用。

植物甾醇的甾族結構類似於雌激素的結構，表明植物甾醇可能具有雌激素的活性。研究也證明，β-穀甾醇對子宮內物質代謝有類似於雌激素的作用。對金魚腹膜內注射 β-穀甾醇，其後發現雄性金魚的睪丸激素和11-睪丸酮含量顯著降低，雌性金魚的睪丸激素和17β-雌二醇水準也大幅下降。表示 β-穀甾醇可能透過影響膽固醇的生物利用率或是酶，來降低性腺組織合成類固醇激素的能力。

5. 抗炎

植物甾醇的抗炎作用也是它較早被發現的功能之一，研究證明β-穀甾醇有類似於氫化可的松和強的松等較強的抗炎作用，豆甾醇也有一定的消炎功能，但均無可的松類的副作用。此外，植物甾醇尚有類似於阿斯匹靈類的退熱鎮痛作用。

6. 調節免疫

對長跑運動員長時間運動後免疫功能的研究，顯示給馬拉松長跑運動員服用 β -穀甾醇及其糖苷混合物後，受試組血液中白細胞總數明顯低於空白對照組，CD_3和CD_4細胞上升，血清白介素-6水準降低。表示這些受試者在經過馬拉松長跑之後，免疫抑制較輕，感染機會較小。另一項研究也發現 β -穀甾醇及其糖苷可刺激淋巴細胞增殖，證實植物甾醇可作爲一種免疫調節因子。

7. 調節生長機能

動物實驗證明，植物甾醇對大鼠生長有調節作用，並認爲植物甾醇可以調節應激條件下動物的生長。此外，尚有研究發現組織與植物甾醇溫育後，可明顯拮抗HIV誘導的細胞病理改變，可在體外阻斷對巨細胞病毒（HCMV）感染細胞抗原的表達，早期亦可阻斷與HSV有關的VERO細胞抗原表達。

植物甾醇已被證明在許多疾病預防與抗氧化、抗發炎等作用中表現出色，而小麥胚芽不但富含植物甾醇，而且同時擁有其他多種珍貴的保健功能成分，經常食用小麥胚芽不但能補充植物甾醇，還能顧及其他多種身體需要，可說是一舉數得的好選擇。

小麥胚芽是含膽鹼最豐富的植物食材

小麥胚芽是小麥籽粒的生命源泉，也是其中營養最菁華的部分，不僅含有生命活動所必需的優質蛋白質、脂肪以及多種維生素、礦物質，還含有豐富的穀胱甘肽、黃酮類物質、麥胚凝集素、二十八碳醇及多種酶類等生理活性物質，因此被營養學家譽為人類的「天然營養寶庫」。

膽鹼是人體細胞膜的重要成分

小麥胚芽所含的維生素中，不但維生素E含量高，而且維生素B群也較齊全，特別是其中的B₄（膽鹼）含量更是植物食材中最多者之一，每100g就含有265～410mg。

膽鹼（Choline）是一種強有機鹼，是卵磷脂的組成成分，存在於神經鞘磷脂之中，是有機體供甲基的主要來源之一，同時也是乙醯膽鹼的前體。因人體能自行合成膽鹼，所以較不容易造成缺乏性疾病。

1894年，膽鹼由Streker首次從豬膽汁中分離出來，1962年被

正式命名爲膽鹼。美國的《聯邦法典》將膽鹼列爲「一般認爲安全」（Generally recognized as safe）的產品；歐洲聯盟1991年頒布的法規亦將膽鹼列爲允許添加於嬰兒食品的產品之列，直至今日，已成爲人類食品中常用的添加劑。1930年代，已知膽鹼爲實驗用大鼠正常生長所必需，雖然**膽鹼可從食物中取得人類及動物所需要的數量，但很多動物體內並不能自行合成膽鹼**，其中包括幼年動物。當不給實驗動物含有膽鹼的食物，或不給其合成膽鹼所必需的營養物質時，會造成膽鹼缺乏，且引起肝與腎的損害。

膽鹼是季胺鹼，在化學上爲（β-羥乙基）三甲基氨的氫氧化物，它是離子化合物，其分子結構式爲：

$$HOCH_2CH_2 - \overset{\overset{\displaystyle CH_3}{|}}{\underset{\underset{\displaystyle CH_3}{|}}{N^+}} - CH_3 \quad HO^-$$

膽鹼爲無色之結晶，吸濕性很強，曝露於空氣中很快即可吸取水分，易溶於水（48～50%的水溶液）和乙醇；不溶於氯仿、乙醚等非極性溶劑。此外，膽鹼容易與酸反應，生成更穩定的結晶鹽（如氯化膽鹼），在強鹼條件下雖不穩定，但對熱和儲存則相當穩定。由於膽鹼耐熱，因此在加工和烹調過程中的損失很少，乾燥環境下，即使長時間儲存食物，含量也幾乎沒有變化。

膽鹼是卵磷脂和鞘磷脂的重要組成部分，卵磷脂即是磷脂醯膽鹼（phosphalidy cholines），廣泛存在於動、植物體內。在動物的腦、精液、腎上腺及細胞中含量尤其多，以禽卵卵黃中的含

量最為豐富；鞘磷脂（sphingomyelin）則是神經醇磷脂的典型代表，在高等動物組織中含量最豐富，由神經氨基醇、脂肪酸、磷脂及膽鹼等所組成。

膽鹼在細胞膜結構和脂蛋白構成上是重要的。在生物膜中，磷脂排列成雙分子層以構成膜的基質。雙分子層的每一個磷脂分子都可以自由移動，其結果使雙分子層具有流動性、柔韌性、高電陰性及對高極性分子的不能透性。而脂蛋白則包埋於磷脂基質中，可以從兩側表面嵌入或穿透整個雙分子層。

生物膜的這種液態鑲嵌結構並不是固定不變的，而多處於動態的平衡之中。

膽鹼的生理功能

1. 促進腦發育和提高記憶能力

膽鹼是有機體資訊傳遞的重要介質，胎兒和新生兒的大腦發育尤其不可或缺。在胎兒階段，羊水中的膽鹼濃度約為母親血液的十倍，胎盤可調節向胎兒運輸的膽鹼，以保證胎兒在生長發育的過程中獲取充足；而在新生兒階段，新生兒大腦從血液中吸取膽鹼的能力很強，母乳也可提供大量膽鹼。

近年研究證明，有機體資訊傳遞與膽鹼磷酯的介導關係密切。當膜受體接受刺激，可啟動相應的磷脂酶而導致分解產物形成，這些產物本身即是信號物分子，或是被特異酶作用再轉變成信號物分子。膜中的少量磷脂組成成分，包括磷脂醯基醇衍生物、膽鹼磷酯，特別是磷脂醯膽鹼和神經鞘磷脂等，均為能夠放

大外部信號或透過產生抑制性第二信使而中止信號過程的生物活性分子。在這些信號傳遞過程中，膜受體啟動可導致受體結構改變，並啟動三磷酸鳥苷結合蛋白（G-蛋白）；G-蛋白的啟動則可進一步使膜內磷脂酶C啟動。

磷脂酶C為系列磷酸二酯酶，該系列酶可水解磷脂的甘油磷酸鍵。磷脂酶C作用促發了資訊傳遞過程的下步活動，使蛋白啟動酶（PKC）啟動；磷脂水解的產物，包括二脂醯甘油，本身即是一種信使分子，也是脂質代謝的中介物。

正常情況下，蛋白啟動酶處於折疊狀態，使得一個內源性的「假性底物」區域被結合在酶的催化部位，從而抑制了活性。二脂醯甘油使蛋白啟動酶構象發生改變，導致其從鉸鏈區發生扭曲，釋放假性底物，開放催化部位。二脂醯甘油在膜上存在的時間極為短暫，因此當受體接受刺激後，蛋白啟動酶的啟動時間也極短，在此極短時間內即可完成資訊傳遞。

2. 調控細胞凋亡

細胞凋亡（apoptosis）是細胞一種受調控形式的自毀過程，存在於多種生理條件下，如正常的細胞更替、激素誘導組織萎縮和胚胎發生等。處於凋亡過程的細胞，會表現出染色體DNA破碎和形態特徵的改變，如胞體驟減、胞核聚縮和破碎等。凋亡過程的另一特徵性變化則來自核酸內切酶的作用，即具有轉錄活性的核DNA（而非線粒體DNA）被水解成200bp（鹼基對）的染色質碎片，在凝膠電泳中形成梯度變化。

DNA鏈的斷裂是膽鹼缺乏的早期表現，DNA損傷對凋亡細胞

形態學變化有重要作用。將鼠肝細胞置於缺乏膽鹼的培養基中可使之凋亡，同時，膽鹼缺乏對神經細胞也是一種潛在的凋亡誘導因素。

　　探究導致凋亡的原因，是由於膽鹼組分缺乏所造成，還是由於甲基基團供應缺乏所造成的呢？膽鹼缺乏和甲基缺乏常被看作是同一回事，因為膽鹼缺乏會減少甲基的供應。但實驗以甜菜鹼、蛋氨酸、葉酸或維生素B_{12}提供甲基，仍不能避免肝細胞由膽鹼缺乏所誘導的凋亡。因此可以看出膽鹼對調控細胞凋亡，具有其他甲基供體所不能替代的重要特異性功能。

3. 促進脂肪代謝

　　膽鹼對脂肪有親和力，可促進脂肪以磷脂形式由肝臟透過血液輸送出去，或改善脂肪酸本身在肝臟中的利用，防止脂肪在肝臟異常積聚。如果沒有膽鹼，脂肪聚積在肝中會出現脂肪肝。臨床應用膽鹼治療肝硬化、肝炎和其他肝臟疾病的效果也很好。

4. 促進體內轉甲基代謝

　　有機體內，能從一種化合物轉移到另一種化合物上的甲基稱為**不穩定甲基**，該過程則稱為**酯轉化過程**。人體的酯轉化過程有其重要作用，例如參與肌酸的合成，對肌肉代謝很重要；腎上腺素之類激素的合成，可甲酯化某些物質使之從尿中排出等。

　　膽鹼是不穩定甲基的一個主要來源，其他如蛋胺酸、葉酸和維生素B_{12}等也能提供不穩定甲基。在維生素B_{12}和葉酸作為輔酶因子的幫助下，膽鹼在體內才能由絲胺酸和蛋胺酸合成而得。不穩

定甲基源之間的某一種，可代替或部分補充另一種的不足，如蛋氨酸和維生素B$_{12}$在某種情況下即能替代部分的膽鹼。

5. 降低血清膽固醇

隨著年齡增大，膽固醇易在血管內沉積引起動脈硬化，最終誘發心血管疾病出現。膽鹼和磷脂具有良好的乳化特性，能阻止膽固醇在血管內壁沉積並清除部分沉積物，同時改善脂肪的吸收與利用，因此具有預防心血管疾病的作用。

人體雖能自行合成膽鹼，但能夠自行合成多少？與實際的需要量之間又有多少差距？目前仍未有定論，故在此論點上，膽鹼不一定是人類所必需的維生素，甚或可以說它不是人類的維生素。但膽鹼是少數能穿過「腦血管屏障」的物質之一，這個「屏障」能保護腦部不受日常飲食改變的影響，而膽鹼可通過此屏障進入腦細胞，製造與記憶相關的化學物質。同時還可以乳化膽固醇、避免膽固醇積蓄在動脈壁或膽囊中。

食物來源

膽鹼存在於各種食物中，主要如蛋類、動物腦、啤酒酵母、小麥胚芽和大豆卵磷脂等，尤其在肝臟、花生和蔬菜中含量較高。膽鹼的每日攝取量雖未確定，但成人每天的飲食中至少應含有500～900mg的膽鹼（每日建議攝取量為500～1000mg）。普通的複合維生素B製劑補品中，約含有50mg的肌醇和膽鹼，由大豆做成的卵磷脂膠囊中，每顆則含有肌醇和膽鹼各約244mg。

膽鹼缺乏症與臨床應用

膳食中若膽鹼攝取不足有可能發生多種病變，如不育症、生長遲緩、骨質異常，造血障礙和高血壓等；長期缺乏膽鹼則可能造成肝、腎、胰腺病變和記憶紊亂、誘發癌症因子等重大疾病。

首先是肝、腎變化。大部分的動物（除反芻動物外）缺乏膽鹼將導致肝臟功能異常，肝臟容易囤積大量脂質（主要為三酸甘油脂），最終充滿整個肝細胞，而引起肝硬化、肝臟脂肪變性、動脈硬化等嚴重健康問題，也可能是造成老年失智症的原因；而膽鹼缺乏亦會危害腎臟的縮水功能。膽鹼缺乏所造成的致癌過程則肇因於基因損傷，然後某些可以形成腫瘤的變異細胞株生存並持續增殖下所致。

膽鹼的臨床應用，一般常見如下：

1. 防止脂肪肝

膽鹼作為卵磷脂的成分，在脂肪代謝過程中可促進脂肪酸以卵磷脂的形式被運輸，而且還可以提高肝臟利用脂肪酸的能力，從而預防脂肪被過多積存於肝臟中。

2. 促進神經傳導

膽鹼是構成乙醯膽鹼的主要成分，對人體神經衝動的傳遞有相當重要的作用。

3. 作甲基供體，促進代謝

膽鹼是甲基的供體，三個不穩定的甲基可與其他物質生成化合物。另外，膽鹼與蛋胺酸、甜菜鹼也有協同作用。

4. 控制膽固醇蓄積

膽鹼是親脂肪性的維生素（可乳化脂肪），和肌醇（另一種維生素B）合作，可進行對脂肪與膽固醇的利用。

5. 防止老年記憶力衰退

可傳送刺激神經的信號，特別是為了形成記憶而對大腦所發出的信號。每天服用1～5g的膽鹼對記憶力提升有所幫助，並能幫助治療老年失智症。

6. 排毒作用

膽鹼能促進肝臟機能，有利於人體組織排除毒素和藥物。

＊膽鹼的注意事項

1. 攝取膽鹼時，要和其他維生素B群同時攝取。
2. 容易煩躁、興奮的人應增加膽鹼的攝取量。
3. 因膽鹼會增加體內的磷，有服用卵磷脂的人，必須攝取已經「螯合作用」過的鈣營養補充品，以便保持磷和鈣的平衡。
4. 大量喝酒時，請務必供給肝臟充足的膽鹼。

5-8
小麥胚芽油是
天然的健康好油

　　小麥胚芽油是以小麥胚芽爲原料製取的一種健康穀物胚胎油，它集合了小麥的營養精華，富含維生素E、亞油酸、亞麻酸、二十八碳醇、植物甾醇及多種生理活性組分，特別是維生素E的含量更是所有植物油之冠，已被公認爲一種頗具營養保健作用的功能性油脂。

　　小麥胚芽油是目前最好的油脂之一，具有調節內分泌、減肥、防止黑斑及色素沉澱等功能，並有很好的抗氧化作用，可減少過氧化脂質生成，還能使皮膚潤澤、抗皺防皺、消除疤痕、延緩衰老、促進新陳代謝和皮膚更新等，調解血脂、軟化血管、預防動脈硬化、高血壓和中風等疾病的功效也很好。

　　但因小麥胚芽在小麥中的含量極低，一千公斤的小麥大概只能取出十五公斤的胚芽，而一百公斤的小麥胚芽中又僅僅只能提煉出4～6%的小麥胚芽油，正因爲如此珍貴，所以有「液體黃金」之稱。

小麥胚芽油的營養成分

小麥胚芽油中的維生素E，α、β、γ、δ四種類型具備，生理活性效能是合成維生素E的三十倍，易被人體吸收，在體內能防止氧化脂質的生成、保護細胞膜、抑制自由基、促進人體新陳代謝、延緩衰老、改善肝臟。其中不飽和脂酸含量約占84%（亞油酸52.31%、油酸28.14%、亞麻酸3.55%）；飽和脂肪酸中，棕櫚酸約占91%，其次是硬脂酸；另外還含有1.38%的磷脂（主要是腦磷脂和卵磷脂）以及4%的不皂化物（如植物甾醇）。

小麥胚芽油的組成成分非常理想。小麥胚脂肪是優質的植物脂肪酸，約84%是由對人體有益的不飽和脂肪酸所組成，其中亞油酸是人體三種必需脂肪酸中最重要的一種，其含量超過整個小麥胚芽油不飽和脂肪酸的一半，它能與人體血管中的膽固醇起脂化反應，具有防止動脈硬化的功效，對調節血壓、降低血中膽固醇、減輕肌肉疲勞、增強爆發力和耐力等都有一定的功效，還能預防如糖尿病等慢性疾病。小麥胚芽油不僅是一種理想的營養油脂，其療效價值更引人注目，其豐富的營養成分說明如下。

1. 維生素E

小麥胚芽油的維生素E含量為植物油之冠，易被人體吸收，是少數真正能應用於人類抗衰老的抗氧化劑，且能預防和輔助治療一些中老年疾病，如心臟病、腦中風、心肌梗塞、高血脂、動脈硬化、肺氣腫、更年期障礙、貧血、營養不良……等。

2. 亞油酸

小麥胚芽油中，亞油酸約占不飽和脂肪酸的50～60%，對預防及輔助治療心臟病、動脈硬化、肥胖症、糖尿病及膽固醇沉積有一定的功效，同時可抑制動脈血栓形成，預防高血壓。

亞油酸可經花生四烯酸轉換成前列腺素前體，而前列腺素是人體重要的激素之一，不僅能調節人體代謝，更能增強精神活力。研究結果表明，缺乏亞油酸會影響乳兒組織細胞生長發育，尤其是嬰兒大腦和幼兒的心臟發育，所以孕婦和嬰兒均需適量增加膳食中亞油酸的攝取。牛乳中亞油酸的含量較母乳少，所以幼兒奶粉中應添加適量亞油酸，才能補足攝取量。

3. 二十八碳醇

二十八碳醇為含有一個羥基的高級脂肪醇，呈白色結晶，幾乎不溶於水。在小麥胚芽油中，二十八碳醇主要與脂肪酸結合，以酯的形式存在。雖然在許多植物蠟內均含有二十八碳醇，但含量甚微，小麥胚芽油內的含量較高，一般約有100ppm左右。

二十八碳醇擁有良好的調節血脂功能，並能提高運動耐力和爆發力、增強體力耐力、抗疲勞，並能改善心肌和心血管功能、保肝、抗潰瘍、防止骨質疏鬆、提升免疫、調節性激素平衡等多種功能。

4. 植物甾醇

小麥胚芽油的不皂化物含量較高，約有2～6%，其中大部分

為甾醇，占60～80%，並以穀甾醇為主，約占甾醇總量的60～70%。其次為菜油甾醇，約20～30%。小麥胚芽油所含的甾醇幾乎全無膽固醇，雖然玉米胚芽油和大豆油中也含有類似甾醇，但小麥胚芽油中的含量遠比其他植物油高出許多。

植物甾醇的生理功能特性有：干擾食物中的膽固醇被腸道吸收（外源性）和膽汁所分泌之膽固醇的重吸收（內源性）情形，以促進膽固醇排泄，具有降低人體血清膽固醇、預防心腦血管疾病的功能。植物甾醇在人體內可轉變成膽汁酸和性激素，參與人體的新陳代謝。甾醇同時是化學合成甾類激素的基礎物質，因此小麥胚芽油甾醇的開發，在醫藥工業中有其重要地位。

此外，小麥胚芽油的主要有效成分相互間還有著良好的互補作用。小麥胚芽油富含VE（維生素E），可防止亞油酸氧化，不會形成過氧化脂質，而二十八碳醇生理活性的發揮，正需要其他活性物質的配合。

小麥胚芽油功效十足

1. 抗氧化

小麥胚芽油含有維生素E、二十八碳醇等多種強力的抗氧化成分，可防止脂肪化合物、維生素A、硒（Se）、含硫胺基酸和維生素C的氧化作用，保護細胞膜、血管、心臟、皮膚、眼睛、肝臟及乳房等組織，免受自由基的傷害，還能減少過氧化脂質生成，促進皮膚保濕的功能，使皮膚潤澤，同時降低膽固醇，提高免疫力，是抵抗衰老的強力抗氧化劑。

2. 降血脂、改善循環

在小麥胚芽油中，人體必需的不飽和脂肪酸含量高達80%以上，僅亞油酸的含量占比就超過55%，能調解血脂、軟化血管、預防動脈硬化、高血壓和中風等疾病。

不飽和脂肪酸能保持細胞膜的相對流動性，維持細胞正常生理功能，使膽固醇酯化，可降低血中膽固醇、三酸甘油脂與血液黏稠度，改善血液微循環，提高腦細胞活性，增強思維能力和記憶力。其中的二十八碳醇具有良好的降血脂功能，不僅降脂作用可靠，且有用量少、安全、副作用少等特點，使其不但可作為天然降脂藥之用，在許多方面甚至比他丁類降脂藥更為優越。

3. 美容護膚

小麥胚芽油能調節內分泌，保護皮膚細胞免於紫外線和污染的傷害，防止色斑、黑斑及色素沉著；延緩細胞因氧化而老化的速度，同時可減少過氧化脂質生成，促進皮膚保濕功能，使皮膚潤澤，提升皮膚的更新速度，抗皺防皺、加速傷口癒合與防止留下疤痕等。還能營養髮根毛囊，令頭髮烏黑亮澤，不易脫落、斷裂和分岔。

● 小麥胚芽油的臨床應用

1. 延緩油脂氧化

小麥胚芽油含豐富且高單位的維他命E，是著名的天然抗氧化

劑（防腐劑），能幫助精油穩定，使效果更加持久。因此只要將一點點的小麥胚芽油加入其中，便可延長精油一～二個月的保存期限，與其他植物油混和使用，更可防止混和油變質，延長調合油的保鮮期。

由於小麥胚芽油味道較強烈，最好與其他清爽的基礎油混合使用。調配純植物精油用於按摩時，濃度請稀釋至10%，再與其他純植物精油混合為宜。

2. 用於美容潤膚

小麥胚芽油有良好的抗自由基特性，可延緩皮膚老化；滋潤性強，可淡化細紋、妊娠紋、疤痕，增加肌膚潤澤力，對乾燥、缺水、老化、有皺紋的肌膚極有幫助。同時可減少臉上長青春痘所留下的痕跡，適用於各種膚質，尤其對黑斑、乾癬、濕疹更有一定效果，亦具有防曬功能，可用於身體防曬。

3. 防治中老年疾病

小麥胚芽油富含維生素E，能改善血液循環。維生素E是一種很重要的血管擴張劑和抗凝血劑，能防止血液凝固、降低罹患缺血性心臟病的風險，同時還能預防、輔助治療一些中老年疾病，如心臟病、腦中風、心肌梗塞、高血脂、動脈硬化、肺氣腫、更年期障礙、貧血、肌肉營養不良等，並能減輕疲勞，有助於減緩腿抽筋和手足僵硬的狀況，還用於提高孕育率，防止流產。

其中亞油酸可降低血液中的脂質濃度和膽固醇含量，防止動脈粥樣硬化、預防高血壓、糖尿病，並可調節人體代謝，增強人

體活力。此外，還能促進乳兒組織細胞生長發育，並對肥胖、血液循環不良等因生活飲食習慣不佳所導致之疾病發揮一定的輔助療效。

建議用法

1. 可直接口服，每日5ml，也可作為輔助調味料，拌入菜中食用。
2. 外用可適用於身體各部位。清潔肌膚後取適量塗抹於皮膚表面，再輕輕按摩即可。

　　小麥胚芽油的抗氧化功能，可有效保護肌膚免受自然環境傷害，對滋潤乾燥肌膚和保護眼部周圍老化尤其有效。適用於各種膚質，尤其是中老齡成熟肌以及患有乾癬、乾性濕疹問題，或長有皺紋、疤痕、妊娠紋、黑斑等的肌膚。

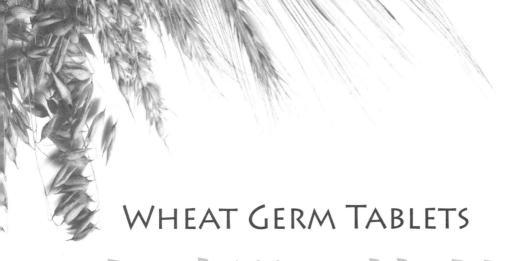

WHEAT GERM TABLETS

小麥胚芽片

小火慢炒，不添加防腐劑及任何添加劑

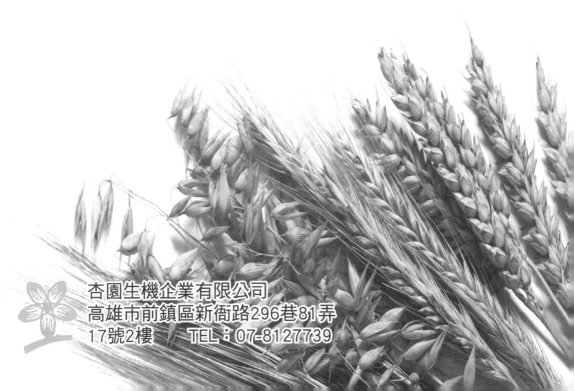

杏園生機企業有限公司
高雄市前鎮區新衙路296巷81弄
17號2樓　　TEL：07-8127739

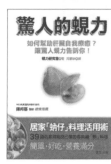

《驚人的蜆力：如何幫助肝臟自我療癒？讓驚人蜆力告訴你！》

蜆力研究會◎著 / 定價250元

★收錄39道在家就能做的專業級「蜆料理」食譜

蜆擁有多種人體不可或缺的營養素，自古以來就是天然的養肝聖品。想要消除疲勞、減輕壓力、提升代謝、快速解毒、促進肝功能？你絕不能錯過「蜆」的超級修復力！

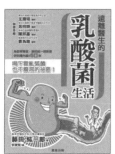

《遠離醫生的乳酸菌生活》

藤田紘一郎◎著 / 定價250元

★喝下霍亂弧菌也不腹瀉的祕密！

以「腦很笨，腸很聰明」造成話題，藤田紘一郎博士的最新「腸」論，本書提出他研究腸內菌40年成果，並親身實踐而體驗出的健康生活法。

《30分鐘，動手做健康醬》

Amanda◎著 / 定價260元

★31道果醬醬料、31道創意料理，讓你健康吃好醬

不含添加物，不必花大錢，自己做的果醬和醬料，美味、安全又健康！

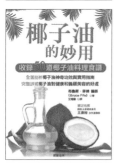

《椰子油的妙用》

布魯斯‧菲佛◎著 / 定價290元

★完整詳述椰子油對健康和養顏美容的好處

椰子油中所含有的脂肪酸，可用來協助預防與治療許多疾病，舉凡心臟病、高血壓、動脈硬化與中風等。另外，椰子油還可用來保護身體不受阿茲海默症、帕金森氏症等神經障礙疾病的侵擾。

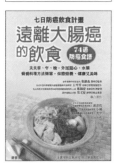

《七日防癌飲食計畫：遠離大腸癌的飲食》

王雪芳◎著 / 定價280元

★74道防癌料理，外加點心、水果，料理方法簡單，保證營養、健康又美味。

只要吃對的食物，用健康的方式料理，癌症自然遠離。不需要花太多時間，只要懂得技巧，每個人都是抗癌飲食的健康料理大師。

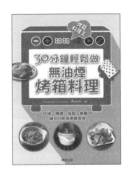

《30分鐘，輕鬆做無油煙烤箱料理》
Amanda◎著 / 定價290元

★40道料理，30分鐘美味上桌

不用炒、不用油、無油煙，快速、簡便、減脂、無髒污，讓你的廚房美麗變身！以單一「烤箱」來完成的料理，非常適合單身或忙碌的人，在家自己動手做。

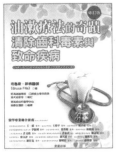

《油漱療法的奇蹟 [修訂版]：
清除齒科毒素和致命疾病》
布魯斯・菲佛◎著 / 定價290元

★人人都能做的「油漱療法」

用油清潔口腔，讓身體達到排毒與治療的功效。
將油漱療法的原理、實行過程與變化，以淺顯易懂的方式說明，以醫學角度分析口腔病菌與齒科治療的致命危機。

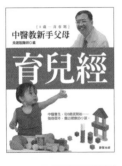

《中醫教新手父母育兒經》
吳建隆◎著 / 定價280元

★用中醫方法養孩子，從0歲調理到青春期

針對孩童從出生到青春期各階段可能遇到的照顧問題，提供新手父母全方位的衛教知識，並用溫和、少副作用的中醫穴道按摩與食療，讓孩子從小頭好壯壯，打好「登大人」的良好基底。

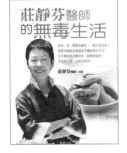

《莊靜芬醫師的無毒生活》
莊靜芬◎著 / 定價320元

★飲食健康吃、按摩輕鬆捏、美容開心做、美學自然學

莊醫師以飲食、按摩、美容、美學4個角度，列舉自然、有效的實例證明無毒生活是很容易實踐的！無論選擇天然的食材、捏巧輕揉的按摩、自然健康的美容，無負擔的無毒美學，在在分享她的無毒心得。

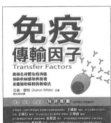

《免疫傳輸因子》
亞倫・懷特◎著 / 定價280元

★強化身體免疫功能、預防疾病感染與復發並能縮短病程的新療法。

當生態環境污染日益嚴重、各類食品毒物充斥、各種細菌病毒不斷突變……人唯有提升自身健康平衡的免疫系統，才能真正預防、抵抗各種疾病入侵、掌握健康之鑰的終極王道！

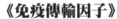

國家圖書館出版品預行編目資料

神奇的小麥胚芽 / 吳棟、吳煥編著.——初版.——台中市：晨
星，2015.03
　　面；公分. (健康與飲食；87)

　　ISBN 978-986-177-960-7 (平裝)

　　1.小麥　2.健康飲食

　　411.3　　　　　　　　　　　　　　　　　103026474

健康與飲食
87

神奇的小麥胚芽

主編著者	吳　棟、吳　煥
參與編寫者	顧冠彬、吳　憶、吳　吉
	彭群英、吳　棟、吳　煥
主編	莊雅琦
編輯	張德芳
網路編輯	吳怡蓁
美術編排	林姿秀
封面設計	許芷婷
創辦人	陳銘民
發行所	晨星出版有限公司
	台中市407工業區30路1號
	TEL：（04）2359-5820　FAX：（04）2355-0581
	E-mail: health119@morningstar.com.tw
	http://www.morningstar.com.tw
	行政院新聞局局版台業字第2500號
法律顧問	甘龍強律師
初版	西元2015年03月15日
劃撥帳號	22326758（晨星出版有限公司）
讀者專線	04-23595819#230
印刷	上好印刷股份有限公司

定價 290 元
ISBN　978-986-177-960-7

Published by Morning Star Publishing Inc.
Printed in Taiwan.

◆ 讀者回函卡 ◆

以下資料或許太過繁瑣，但卻是我們了解您的唯一途徑
誠摯期待能與您在下一本書中相逢，讓我們一起從閱讀中尋找樂趣吧！

姓名：＿＿＿＿＿＿＿＿＿　性別：□ 男　□ 女　生日：　 ／ 　／

教育程度：□ 小學 □ 國中 □ 高中職 □ 專科 □ 大學 □ 碩士 □ 博士

職業：□ 學生 □ 軍公教 □ 上班族 □ 家管 □ 從商 □ 其他 ＿＿＿＿＿＿＿＿＿

月收入：□ 3萬以下 □ 4萬左右 □ 5萬左右 □ 6萬以上

E-mail：＿＿＿＿＿＿＿＿＿＿＿＿＿　聯絡電話：＿＿＿＿＿＿＿＿＿

聯絡地址：□□□＿＿＿＿＿＿＿＿＿＿＿＿＿＿＿＿＿＿＿＿＿＿＿

購買書名：神奇的小麥胚芽

・請問您是從何處得知此書？

□ 書店 □ 報章雜誌 □ 電台 □ 晨星網路書店 □ 晨星健康養生網 □ 其他 ＿＿＿＿

・促使您購買此書的原因？

□ 封面設計 □ 欣賞主題 □ 價格合理 □ 親友推薦 □ 內容有趣　□ 其他 ＿＿＿＿

・看完此書後，您的感想是？

＿＿＿＿＿＿＿＿＿＿＿＿＿＿＿＿＿＿＿＿＿＿＿＿＿＿＿＿＿＿＿＿＿＿

・您有興趣了解的問題？（可複選）

□ 中醫傳統療法 □ 中醫脈絡調養 □ 養生飲食 □ 養生運動 □ 高血壓 □ 心臟病

□ 高血脂 □ 腸道與大腸癌 □ 胃與胃癌 □ 糖尿病 □內分泌 □ 婦科 □ 懷孕生產

□ 乳癌／子宮癌 □ 肝膽 □ 腎臟 □ 泌尿系統 □ 攝護腺癌 □ 口腔 □ 眼耳鼻喉

□ 皮膚保健 □ 美容保養 □ 睡眠問題 □ 肺部疾病　□ 氣喘／咳嗽 □ 肺癌

□ 小兒科 □ 腦部疾病 □ 精神疾病 □ 外科 □ 免疫 □ 神經科 □ 生活知識

□ 其他 ＿＿＿＿＿＿＿＿＿＿＿＿＿＿＿＿＿＿＿＿＿＿＿＿＿＿＿＿＿

□ 同意成為晨星健康養生網會員

以上問題想必耗去您不少心力，為免這份心血白費，請將此回函郵寄回本社或傳真
至（04）2359-7123，您的意見是我們改進的動力！

晨星出版有限公司 編輯群，感謝您！

享健康 免費加入會員・即享會員專屬服務：
【駐站醫師服務】免費線上諮詢Q&A！
【會員專屬好康】超值商品滿足您的需求！
【VIP個別服務】定期寄送最新醫學資訊！
【每周好書推薦】獨享「特價」+「贈書」雙重優惠！
【好康獎不完】每日上網獎紅利、生日禮、免費參加各項活動！

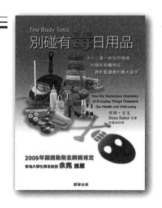
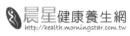
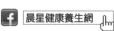

[神奇的小麥胚芽]

[　神奇的小麥胚芽　]